パッと見てわかる 基礎力を育てる

新 プレゼンター読本

改訂 3 版

ビジネスブレーン代表取締役

永井則子 著

プロローグ

　新人看護職員研修の必要性が叫ばれて20年、体系化され国家的制度となり13年が経ちます。「パッと見てわかる・チームで支える　新プリセプター読本」も2013年の改訂版発行から10年の歳月を経て、皆様に活用し続けていただくためには大幅な見直しが必要だと考えておりました。このたび、メディカ出版から改訂3版発刊のご提案をいただいたことに感謝します。

　VUCA時代の到来で、人材開発の課題も「専門能力を身に付ける」から「基礎力・専門能力を活用する力」や「社会環境変化に適応すべく自らの価値観をアップデートする力」つまり「人生100年時代の社会人基礎力」の開発へと主軸がシフトしました。

　当然のことながら、私たち指導者も「教える、説明する指導」から「体験を基に対話を通してその人なりの気づきや学びを尊重し、未来の行動につなげるサポート」へと変化を求められています。たとえば、従来は「今の説明の重要ポイントは何ですか？」と質問されたとき、指導者は即座に回答しなければならないと考えてきました。しかし、質問者は「自分にとっての重要なポイント」をたずねているはずです。そこで指導者は「あなたにとって重要ポイントですか？」と確認したうえで「聞いていて最も印象に残ったことは何でしたか？」というような「問いかけ」を行うことで、質問者が「自分にとってこの情報のどこが重要なポイントとなるか」を自らつかみ取れるよう支援します。

　そこで本書は、高い目標達成意識が突出したキツイ職場でも、心理的安全性のみが独り歩きしているヌルイ職場でもない、学習型組織を目指す読者の皆様に3つのコンセプトで学びを支援します。
　「パッと見てポイントが伝わる」
　「社会人基礎力の育成を事例で学ぶ」
　「すぐ使えるチェックリストを提供する」
　また、2020年には新型コロナ禍でテクノロジーを活用した教育が一気に拡大しました。そのことは「ブレンディッド学習プログラム」の導入を促進し、効果的にOff-JTとOJTがつながりを持って展開され始めました。この書籍が新たな時代の指導者へのエールとなれば幸いです。

　改訂に際してご尽力くださいましたメディカ出版の粟本安津子氏、二畠令子氏には心より厚くお礼を申し上げます。

2023年7月　　永井則子

パッと見てわかる・社会人基礎力を育てる

新 プリセプター読本

改訂3版

ビジネスブレーン代表取締役
永井則子 著

1 プリセプターは ジュニアマネジャーへの第一歩 ...7

2 指導者としてのスキルを高める ...79

3 「教える」から「支える」へ　...139

4 プリセプター ここが疑問 Q&A　...181

資料ダウンロード方法

本書に掲載した （チェックリスト） マークのチェックリストは、以下の方法でダウンロードすることができます。

■メディカ ID（旧メディカパスポート）未登録の場合

メディカ出版コンテンツサービスサイト「ログイン」ページにアクセスし、「初めての方」から会員登録（無料）を行った後、下記の手順にお進みください。

https://database.medica.co.jp/login/

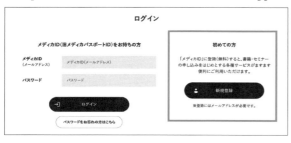

■メディカ ID（旧メディカパスポート）ご登録済の場合

①メディカ出版コンテンツサービスサイト「マイページ」にアクセスし、メディカ ID でログイン後、下記のロック解除キーを入力し「送信」ボタンを押してください。

https://database.medica.co.jp/mypage/

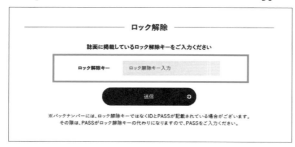

②送信すると、「ロックが解除されました」と表示が出ます。「ファイル」ボタンを押して、一覧表示へ移動してください。

③ダウンロードしたい資料のサムネイルを押すと「ダウンロード」ボタンが表示され、資料のダウンロードが可能になります。

ロック解除キー　precept3

＊WEB ページのロック解除キーは本書発行日（最新のもの）より 3 年間有効です。有効期間終了後、本サービスは読者に通知なく休止もしくは終了する場合があります。

＊メディカ ID・パスワードの、第三者への譲渡、売買、承継、貸与、開示、漏洩にはご注意ください。

＊ロック解除キーの第三者への再配布、商用利用はできません。データはテンプレートとしてご利用いただくものです。ダウンロードしたデータをもとに制作される場合は、必ず出典を明記してください。

＊図書館での貸し出しの場合、閲覧に要するメディカ ID 登録は、利用者個人が行ってください（貸し出し者による取得・配布は不可）。

＊雑誌や書籍、その他の媒体および学術論文に転載をご希望の場合は、当社まで別途お問い合わせください。

＊データの一部またはすべてのWebサイトへの掲載を禁止します。

＊ダウンロードした資料をもとに作成・アレンジされた個々の制作物の正確性・内容につきましては、当社は一切責任を負いません。

1

プリセプターは
ジュニアマネジャーへの第一歩

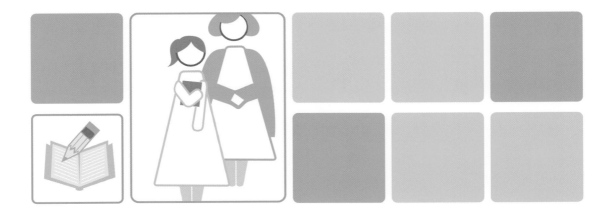

新人実地指導者への期待と新たな姿勢

1

プリセプターシップ展開の目的と変化

プリセプターシップは時代環境の変化に適応すべく、その目的を柔軟に変えながら職場に浸透してきました。特に 2009 年 7 月 9 日の「保健師助産師看護師法及び看護師等の人材確保の促進に関する法律」では、「新たに業務に従事する看護師等に対する臨床研修、その他の研修の実施に務めなければならない」と明記されました。2010 年には新人看護職員研修制度として国家的な取り組みへと進化し続けました。まずは、新人看護師育成への取り組みが社会環境変化に影響されどのような変遷をたどったかを確認し、未来の展望へとつなげてみましょう。

即戦力から基本的看護技術の習得へ

1990 年代は「職員の定着率向上の時代」でした。管理者はプリセプターに、新人にやさしく接することを求めました。指導者トレーニングの機会もないなかでプリセプターは「新人の好ましくない行動に対してどのように接すればよいのか？」と戸惑い、"金縛り状態"に陥るという問題が出ました。

2000 年代に入ると医療事故対策に関する取り組みが制度化され始め、新人の起こす医療事故に目が向けられプリセプターシップも「安全な看護技術指導の時代」に入りました。2002 年には厚生労働省から「新人看護職員研修到達目標」が出されました。この時代から「主体性を促す教えかた」に向けてプリセプター教育も計画的に行われ始めました。

それから数年後、看護の質と安全を確保するための基本的看護技術の習得、ワークライフバランスを視野に、プリセプターシップを展開する「自己開発支援の時代」に突入しました。

2018 年以降は「人生 100 年時代の社会人基礎力」として、自己認識力を高め社会との関わりを通してキャリアを開発することが求められました。それを機に評価からリフレクションに力点がシフトし始めます。2020 年以降のコロナ禍では「今までの常識が通用しない時代」としてプリセプターにも「押しつけない指導」「体験と対話から気づきを促す指導」が益々求められることになりました。

補足説明

国家的な取り組みとしての新人教育

2009 年 7 月 9 日
「保健師助産師看護師法及び看護師等の人材確保の促進に関する法律」
①看護職の基礎教育は 4 年制を基本とする
②助産師の研修期間を 6 カ月から 1 年間とする
③看護職者には専門職者としての能力の維持・向上への努力義務がある
④雇い主は、新人看護職の育成に関する努力義務がある

2009 年 12 月
「新人看護職員研修ガイドライン」公表（厚生労働省）

2010 年 4 月
新人看護職員の卒後臨床研修努力義務化

2011 年 2 月
2009 年のガイドラインに新人助産師・保健師に関する内容を追加。「新人看護職員研修に関する報告書」「新人看護職員研修ガイドライン」公表（厚生労働省）

2014 年 2 月
「新人看護職員研修ガイドライン改訂版」公表（厚生労働省）

新人看護職員教育に影響を与えた時代環境因子

新人看護職員教育が国家的な取り組みとなり「新人看護職員研修ガイドライン」が出された背景には、経験年数1年未満の看護師による事故の多発がありました。その要因としては、下記の3つがあげられています。

①基礎教育における実習制限と実習時間の短縮

②高齢社会で合併症患者の増加

③在院日数の短縮化でICU状態

つまり、血圧測定でさえも友人同士のみで実施した程度の経験が浅い新人ナースが入職しています。そのうえ、安定期の入院患者は見当たらない時代となり経験がない新人ナースでは受け持つことが到底困難な状況に陥ったのです。2010年に看護師業務のタスクシフトが推進されると、新人看護職にも多職種協働による成果が求められるようになり、多職種による研修開催が拡大してゆきました。

2020年のコロナ禍を境に対面での指導からwebカンファレンス、ビジネスチャットツールなどでの情報共有など、新人指導でもテクノロジーを駆使した取り組みが展開され始めます。

◆ 補足説明 ◆

1990年代の背景

チーム医療体制における看護師の役割強化
➡エビデンスに基づく看護教育へとレクチャーの時間数が増加

2000年代の背景

CSRへの取り組み（企業の社会的責任）
➡無資格の学生の実習制限

2020年代の背景

Input型教育からoutput型教育へのシフト
➡学習者が体験と対話から自分なりの気づき、自分なりの考えかたを学び成果につなげるブレンディッド学習プログラムが重視されるようになる

チェックリスト

新しい時代の指導者の姿勢

指導者としてのあなたは、どちらの傾向が強いでしょうか？

前世紀型の指導者の姿勢		新たな時代の指導者の姿勢
☐ 相手に正しい答えを求める	⟷	☐ 感じたことや自分の考えを答えてもらう
☐ 指導者の考えかた、やりかたを教える	⟷	☐ さまざまな進めかたが存在することを受け入れ、目的に対して最も有効な方法は何かを議論する
☐ 失敗したときにはその理由を本などで調べレポートを提出させる	⟷	☐ 失敗したときの状況をカンファレンスで共有し検討し合う
☐ 国家資格を持った人なのだから一から教える必要はない、との姿勢をとる	⟷	☐ 知識があることと仕事を展開する技能は別であることを認識し、一から指導する
☐ 現場の厳しさを教える	⟷	☐ 看護の楽しさを感じさせる
☐ 仕事を手早く進められるように指導する	⟷	☐ 正確に安全に仕事を進める技能を身に付けさせる
☐ 仕事の結果のよし悪しを伝える	⟷	☐ 行動強化、変容を願ってフィードバックを行う
☐ できていない点を探して批評する	⟷	☐ まずは少しでも成長した点を探して承認する
☐ 患者の役に立つことの難しさを教える	⟷	☐ 患者と触れ合うことを楽しませる
☐ 言葉で教える	⟷	☐ 伝える、見せる、体験させるなど、さまざまな方法を駆使して成長を支援する
☐ チームに迷惑をかけない行動を指導する	⟷	☐ チームに信頼される行動をリクエストする
☐ 新人が早出、残業するのは当たり前だ	⟷	☐ ワークライフバランスを考慮することが重要だ
☐ 日常業務に必要な仕事のみを覚えさせる	⟷	☐ 長期的視点で段階的に幅広く体験を積ませる
☐ 報告は対面でするものだ	⟷	☐ 報告はテクノロジーを駆使して行う

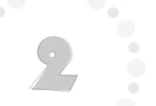

プリセプターシップとは

プリセプターシップの定義

　プリセプターシップとは新人ナースの業務遂行に必要な能力開発を上司に代わって先輩ナースがOJTで推進するシステムです。

　人材開発はOff-JT（off the job training）、OJT（on the job training）、SD（self development）の3つの機会をもって進められます（➡44ページ）。プリセプターシップはこのなかのOJTの1つです。OJTは一般的に直属の上司が部下に直接実務を指導する方法とされていますが、プリセプターシップでは実務経験をもつ先輩が上司の代行者として個別指導計画を立案し、職場の協力を得ながらトレーニングとコーチングを実践します。最近ではプリセプターはトレーニングで仕事の手順を身に付けさせ、コーチが目標達成のパフォーマンスを高めるリフレクションを担当するなど、実地指導者の役割をさらに分化する方法も増えつつあります。

OJTとは体験と対話による指導

　OJTとは、体験と対話を通した自分なりの気づき、考えや学びを次の行動につなげる指導です。

　2016年ダボス会議（世界経済フォーラム）で「VUCA時代を乗り切れる自律型人材の育成」が宣言されると「キュレーション能力」の育成が叫ばれ始めます。

　キュレーション能力とは、情報を収集・分析し、そこに新たな価値を見出して意味づけを行う能力です。キュレーション能力こそOJTで育てることが基本です。

　たとえば、ケア中に新人の専門知識が曖昧なことに気づいた指導者は、従来なら「教える」あるいは「自宅で調べてくる」などの働きかけをしました。しかし現在では、その場でスマートフォン等を活用して調べることができます。今やここまではチャットGPTが得意です。しかし、検索結果から自分たちの課題に合致する情報を選択し、その情報を未来に起きるであろう自己の課題にどう活かせるかを考える、この機能はチャットGPTにはない人間の価値です。キュレーション能力は、一緒に考える、フィードバックをするなど、対話を通して育てます。

補足説明

実務能力の開発

1. アインシュタイン
　人は直接的な経験を通して成長する

2. ロミンガーの法則
　米国の人事コンサルタント会社・ロミンガー社が、経営幹部などを対象にリーダーシップの発揮につながる要素の調査・分析を行った結果、7割が業務経験、2割が薫陶、1割は研修であった。これをロミンガーの法則と名付けた。

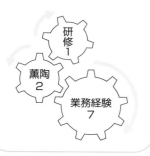

研修 1
薫陶 2
業務経験 7

補足説明

VUCAとは

Volatility 変動性	Uncertainty 不確実性
VUCA	
Complexity 複雑性	Ambiguity 曖昧性

プリセプターシップの誕生

プリセプターシップとは、1980年ごろにアメリカの研修医を指導した臨床指導医を「プリセプター」と呼んだことから始まったといわれています。それ以前は、直属の上司である教授が研修医を指導していました。しかし教授クラスの医師は現場の情報をすべて把握しているとは限らないうえに、上司と研修医とのあいだには、しばしばコミュニケーション不足によるトラブルが起きました。現在、ヒューマンエラーを研究する人々によって「指導者の権威勾配（こうばい）が高いほどエラーの確率は高くなる」ことが報告されています。そこで臨床での実績をもち、体験と対話による指導が可能な先輩医師を指導医に任命して指導を進めました。

プリセプターシップの日本上陸

日本の看護師教育にこの制度が導入され始めたのは1990年になってからです。きっかけとなったのは、看護基礎教育の大改革が行われたことです。当時、医療の質が声高に問われるようになり、「Cure」（治療）と「Care」（世話）の区別と重要性が取り上げられてきました。そこで医師のCureのアシストに専念していた看護師の役割認識に変化が起き、Careの視点から医師と議論できるナースの育成が急務となりました。また、インフォームドコンセントの重視がその動きに拍車をかけました。エビデンスに基づいた看護の提供を目的に、看護基礎教育では知識教育のために講義の時間が増え、臨床実習の時間が削られました。その結果、経験不足から起こるミスや不安感を取り除くために、卒業後にも継続して臨床指導者を付ける必要に迫られたのです。その担当者を「プリセプターナース」や「エルダーナース」と呼びました。「エルダー」には「先輩」という意味があります。寮生活のなかで、後輩の世話をする先輩ナースが職場のなかでも親身に指導したことが効果をあげたことから、入寮している・いないにかかわらずエルダーを付けたといわれています。

新人看護職員研修ガイドラインに沿った指導

保健師助産師看護師法の改正に伴い2009年12月に「医療安全のために看護の質を確保する」と「新人看護職員が円滑に職務に参加できるように研修を充実させる」との期待に応える「新人看護職員研修ガイドライン」が厚生労働省より提示されました。このことにより2010年4月よりプリセプターシップも新たなゴール設定と仕組みに生まれ変わりました。

補足説明

VUCA時代とは

VUCAの状態が続き、既存の価値観やビジネスモデルなどが通用しない時代

補足説明

自律型人材とは

上司・先輩からの指示を待つのではなく、自分自身の価値観や信条・意思に基づいて「何をすべきか」を考え判断・行動し、業務を主体的に遂行していける人材

補足説明

キュレーションとは

キュレーションの語源は、博物館や図書館などの管理者や館長を意味する「Curator（キュレーター）」から来ている。キュレーターは、館内の展示物を整理して見やすくするのと同様に、インターネット上のあらゆる情報を、キュレーター独自の価値判断で整理した。これを「キュレーション」といい、これらを行う能力をキュレーション能力という。

補足説明

プリセプターの条件

プリセプターに抜擢される看護師の条件は以下の3点です。
①十分な専門知識を持っている
②十分な専門技術を持っている
③十分な臨床経験を兼ね備えている

マネジメントの視点で
プリセプターシップを眺める

ミッション（使命）・コアバリュー（中心的価値）を確認

　新人指導を中心に職場に対立が起きることは珍しくありません。次のような事例は、よく耳にします。

　夜勤の練習に入った新人が全く動けない、となるとチームには「夜勤帯から外すべき」V.S.「夜勤の練習を続けるべき」との対立が起きることがあります。対立する意見にはそれぞれに理由があります（図表1）。それらに耳を傾けることは、個人や集団に学習を巻き起こします。

図表1　意見の対立

「夜勤帯から外すべき」の理由	「夜勤の練習を続けるべき」の理由
・人数が少ない中で新人の面倒を見るのは指導者が負担である ・急変対応時には新人では役に立たない	・夜間でしか学べないことがある ・次の1年生がくる前にある程度経験させないと2年次の役割が遂行できなくなる

　このような対立を乗り越えるために不可欠なのがミッションです。

　新人看護職員研修制度のミッションは
（1）新人看護職員の看護実践の基礎を形成する
（2）人生100年時代の社会人基礎力を形成する
（3）新人看護職員を通して人を育てる組織風土を醸成する

　このチームがミッションとしていることに対して、譲れる意見と譲れない意見を眺めたときに「夜勤の練習を続けるべき」という視点から意見は譲れないことになります。また、「夜勤帯から外すべき」と主張する側の人たちも、そのことを否定しているわけではないはずです。

　真の問題は「夜間急変対応時には新人では対応できない」ではないでしょうか。この問題に対する解決策に取り組むことがたいせつです。

　また、困難に直面したときに新人指導者としてのたいせつな判断軸を見失うことがないようにコアバリューを掲げて共有する必要があります。
　例　①任せることから人は育つ
　　　③1カ月後の100点より本日の30点をたいせつにする
　　　③人は失敗からも育つ

● 補足説明 ●
ミッション（使命）とは
(1) 誰に（貢献対象）
(2) どんなことを通じて（業務内容）
(3) どんな貢献ができるか（貢献内容）

● 補足説明 ●
コアバリュー（中心的価値）
　課題解決に向けたさまざまな行動の判断基準となる行動指針、理念

● 補足説明 ●
新人看護職員指導の基本方針
(1) 臨床研修を通して看護を学び続ける意識の涵養をする
(2) 多重課題を抱える中で安全に看護の学習環境を整える
(3) 患者の安全と安心を保証し、患者の理解と協力を得る
(4) 長期的視点でキャリア開発に取り組める体制を整える
(5) 社会環境変化に柔軟に対応できるよう、見直し体制を整える
(3) に関しては、具体的な取り組みとして新人マークが導入されています。

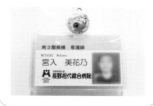

管理の4領域を把握する

　私たちはさまざまな課題*をクリアして社会的な使命を遂行しようとしています。課題達成のためには組織集団の「構造」「運営の仕組み」「リーダー行動」「独自の能力」の4つの領域*で戦略を立てて、管理を進めます。構造と運営の仕組みは「仕事の管理」、リーダー行動と独自能力は「人の管理」と、大きく分かれます。職場の課題達成に成功しているケースでは、70%のマネジャーが「仕事の管理」に優れているとされています。

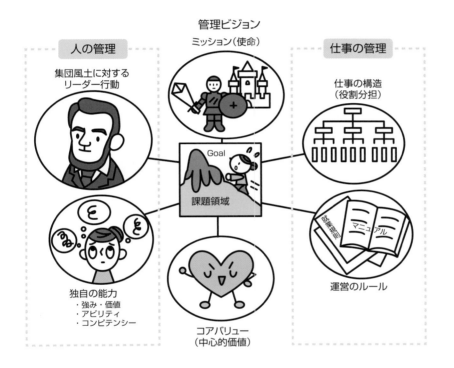

　人の管理においては、活動中のさまざまなトラブルに対してどのようなリーダー行動を依頼するか、新人の強みに対する働き掛けかたなど、一時しのぎではなく長期的な視野で計画的に取り組むことがたいせつです。つまりプリセプターには、「ジュニアマネジャー」としての能力が期待されているといえます。

● 用語解説 ●
課題
ミッション遂行のために克服すべき事柄

● 用語解説 ●
管理の4つの領域

構造	どのような仕事や役割をつくるか。指示系統にするのか
運営のルール	どのようなルールで動けばよいか
独自能力	どのような能力を使うか、あるいは育てるか
リーダー行動	集団全体の秩序を維持するためにどのような働きかけをするか

● 補足説明 ●
集団管理と個別管理
　職場全体を小集団化してそれぞれの主体性をもって活動させるTQM（total quality management）活動のような管理は「構造」「リーダー行動」の2領域を重視した「集団管理」と呼ばれ、効率向上に機能します。また、CS（customer satisfaction）マネジメントは「運営の仕組み」と「独自の能力」に着眼して個々の強みを活かせるルールづくりを考えるマネジメントで「個別管理」といいます。顧客ニーズが多様化する時代に効果を発揮します。

4 新人看護職員研修の ビジョンと課題

新人看護職員研修の管理ビジョンの確認

「新人看護職員研修ガイドライン」では全国どのような病院に就職しても新人看護職員には一定レベルの教育の機会を保障しています。つまり、新人看護職員研修に対する管理ビジョンが明確に描かれました（図表1）。

図表1 新人看護職員研修の管理ビジョン

1. 新人看護職員研修制度のミッション（ガイドライン抜粋）

無資格の看護学生では経験することができなかった高度な看護実践能力を安全な環境で学ぶ

2. 行動指針（ガイドライン）

① 新人看護職員研修は、新人看護職員が基礎教育で学んだことを土台に、臨床実践能力を高めるものである。新人看護職員は、新人看護職員研修で修得したことを基盤に、生涯にわたって自己研鑽することを目指す。
② 新人看護職員研修は、看護基礎教育では学習することが困難な、医療チームの中で複数の患者を受け持ち、多重課題を抱えながら、看護を安全に提供するための臨床実践能力を強化することに主眼を置くことが重要である。
③ 医療における安全の確保及び質の高い看護の提供は重要な課題である。安全で安心な療養環境を保証するため、医療機関は患者の理解を得ながら組織的に職員の研修に取り組むものであり、新人看護職員研修はその一環として位置付けられる。
④ 専門職業人として成長するためには、新人看護職員自らがたゆまぬ努力を重ねるべきであることは言うまでもないが、新人の時期から生涯にわたり、継続的に自己研鑽を積むことができる実効性のある運営体制や研修支援体制が整備されていることが重要である。
⑤ 医療状況の変化や看護に対する患者・家族のニーズに柔軟に対応するためにも、新人看護職員研修は、常に見直され発展していくものである。

3. 理念（抜粋）

① 新人看護職員の看護実践の基礎を形成する
② 新人看護職員を通して人を育てる組織風土を醸成する

プリセプターシップにおける自職場の課題をとらえる

「課題領域（tasks）」とは病院経営の使命を実現していくために、取り組み解決しなければならない職場の課題群です。課題には、外部問題（業績指向課題）と内部問題（組織づくり課題）があります。新人ナースの能力開発は内部課題の要素が強いものですが、たいへん重要です。図表1で示されている行動指針に基づいて具体的にすることが求められます。

図表2 新人看護職員研修における臨床実践能力の構造

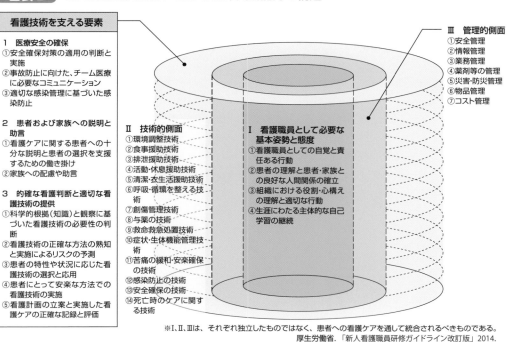

看護技術を支える要素

1 医療安全の確保
①安全確保対策の適用の判断と実施
②事故防止に向けた、チーム医療に必要なコミュニケーション
③適切な感染管理に基づいた感染防止

2 患者および家族への説明と助言
①看護ケアに関する患者への十分な説明と患者の選択を支援するための働き掛け
②家族への配慮や助言

3 的確な看護判断と適切な看護技術の提供
①科学的根拠（知識）と観察に基づいた看護技術の必要性の判断
②看護技術の正確な方法の熟知と実施によるリスクの予測
③患者の特性や状況に応じた看護技術の選択と応用
④患者にとって安楽な方法での看護技術の実施
⑤看護計画の立案と実施した看護ケアの正確な記録と評価

Ⅱ 技術的側面
①環境調整技術
②食事援助技術
③排泄援助技術
④活動・休息援助技術
⑤清潔・衣生活援助技術
⑥呼吸・循環を整える技術
⑦創傷管理技術
⑧与薬の技術
⑨救命救急処置技術
⑩症状・生体機能管理技術
⑪苦痛の緩和・安楽確保の技術
⑫感染防止の技術
⑬安全確保の技術
⑭死亡時のケアに関する技術

Ⅰ 看護職員として必要な基本姿勢と態度
①看護職員としての自覚と責任ある行動
②患者の理解と患者・家族との良好な人間関係の確立
③組織における役割・心構えの理解と適切な行動
④生涯にわたる主体的な自己学習の継続

Ⅲ 管理的側面
①安全管理
②情報管理
③業務管理
④薬剤等の管理
⑤災害・防災管理
⑥物品管理
⑦コスト管理

※Ⅰ、Ⅱ、Ⅲは、それぞれ独立したものではなく、患者への看護ケアを通して統合されるべきものである。
厚生労働省.「新人看護職員研修ガイドライン改訂版」2014.

　新人看護職員研修における臨床実践能力の構造は**図表2**のように示されています。このことから新人看護職員は臨床研修医のように研修制としてのポジションが明確になってきました。そして、単科の病院に就職した新人ナースは近隣の病院で実習を行うことにもなり、新人看護職員研修は地域完結型にもなりつつあります。到達レベルに関しては**図表3**のようなスケールを用いて長期的に育てることを示唆しています。つまり1年後のゴールは5である必要はなく最低で1以上であることがたいせつなのです。次ページ図表4～6に、ガイドラインにおける到達目標を示します。

図表3 新人ナースの到達レベルスケール

1レベル 先輩の仕事を見るなどをして知識レベルでイメージしている

2レベル 看護技術を体験し、五感で仕事をイメージしている

3レベル 計測する、患者の状態を見る、触る、などを通して異常が起きていることに気付き報告をしている ⇒単純質問でOK

4レベル 問題解決策を考え先輩に報告や相談し、修正提案を仰ぐことで仕事を進めている ⇒確認質問を期待。事前、事後報告が義務

5レベル 問題に適切な対策を打ちながら看護を展開している
　⇒事後報告でOK

★：1年以内に到達を目指す項目
到達の目安　Ⅱ：指導の下でできる　Ⅰ：できる

		★	到達の目安			
看護職員としての自覚と責任ある行動	①医療倫理・看護倫理に基づき、人間の生命・尊厳を尊重し患者の人種を擁護する	★				Ⅰ
	②看護行為によって患者の生命を脅かす危険性もあることを認識し行動する	★				Ⅰ
	③職業人としての自覚を持ち、倫理に基づいて行動する	★				Ⅰ
患者の理解と患者・家族との良好な人間関係の確立	①患者のニーズを身体・心理・社会的側面から把握する	★				Ⅰ
	②患者を一個人として尊重し、受容的・共感的態度で接する	★				Ⅰ
	③患者・家族にわかりやすい説明を行い、同意を得る	★				Ⅰ
	④家族の意向を把握し、家族にしか担えない役割を判断し支援する	★			Ⅱ	
	⑤守秘義務を厳守し、プライバシーに配慮する	★				Ⅰ
	⑥看護は患者中心のサービスであることを認識し、患者・家族に接する	★				Ⅰ
組織における役割・心構えの理解と適切な行動	①病院及び看護部の理念を理解し行動する	★				Ⅰ
	②病院及び看護部の組織と機能について理解する	★			Ⅱ	
	③チーム医療の構成員としての役割を理解し協働する	★			Ⅱ	
	④同僚や他の医療従事者と適切なコミュニケーションをとる	★				Ⅰ
生涯にわたる主体的な自己学習の継続	①自己評価及び他者評価を踏まえた自己の学習課題をみつける	★				Ⅰ
	②課題の解決に向けて必要な情報を収集し解決に向けて行動する	★			Ⅱ	
	③学習の成果を自らの看護実践に活用する	★			Ⅱ	

図表5 管理的側面についての到達目標 （厚生労働省.「新人看護職員研修ガイドライン改訂版」2014. より）

★ 1 年以内に到達を目指す項目
到達の目安　Ⅱ：指導の下でできる　Ⅰ：できる

		★	到達の目安			
安全管理	①施設における医療安全管理体制について理解する	★				Ⅰ
	②インシデント（ヒヤリ・ハット）事例や事故事例の報告を速やかに行う	★				Ⅰ
情報管理	①施設内の医療情報に関する規定を理解する	★				Ⅰ
	②患者等に対し、適切な情報提供を行う	★			Ⅱ	
	③プライバシーを保護して医療情報や記録物を取り扱う	★				Ⅰ
	④看護記録の目的を理解し、看護記録を正確に作成する	★			Ⅱ	
業務管理	①業務の基準・手順に沿って実施する	★				Ⅰ
	②複数の患者の看護ケアの優先度を考えて行動する	★			Ⅱ	
	③業務上の報告・連絡・相談を適切に行う	★				Ⅰ
	④決められた業務を時間内に実施できるように調整する				Ⅱ	
薬剤等の管理	①薬剤を適切に請求・受領・保管する（含、毒薬・劇薬・麻薬）				Ⅱ	
	②血液製剤を適切に請求・受領・保管する				Ⅱ	
災害・防災管理	①定期的な防災訓練に参加し、災害発生時（地震・火災・水害・停電等）には決められた初期行動を円滑に実施する	★			Ⅱ	
	②施設内の消火設備の定位置と避難ルートを把握し患者に説明する	★				Ⅰ
物品管理	①規定に沿って適切に医療機器、器具を取り扱う	★			Ⅱ	
	②看護用品・衛生材料の整備・点検を行う	★			Ⅱ	
コスト管理	①患者の負担を考慮し、物品を適切に使用する	★			Ⅱ	
	②費用対効果を考慮して衛生材料の物品を適切に選択する	★			Ⅱ	

図表6 技術的側面：看護技術についての到達目標　（厚生労働省．「新人看護職員研修ガイドライン改訂版」2014．より）

★：1年以内に到達を目指す項目
到達の目安　Ⅳ：知識としてわかる　Ⅲ：演習でできる　Ⅱ：指導の下でできる　Ⅰ：できる

※患者への看護技術の実施においては、高度な又は複雑な看護を必要とする場合は除き、比較的状態の安定した患者の看護を想定している。なお、重症患者等への特定の看護技術の実施を到達目標とすることが必要な施設、部署においては、想定される患者の状況等を適宜調整することとする。

分類	項目	★	到達の目安			
			Ⅳ	Ⅲ	Ⅱ	Ⅰ
環境調整技術	①温度、湿度、換気，採光、臭気、騒音、病室整備の療養生活環境調整（例：臥床患者、手術後の患者等の療養生活環境調整）	★				Ⅰ
	②ベッドメーキング（例：臥床患者のベッドメーキング）	★				Ⅰ
食事援助技術	①食生活支援				Ⅱ	
	②食事介助（例：臥床患者，嚥下障害のある患者の食事介助）	★				Ⅰ
	③経管栄養法	★				Ⅰ
排泄援助技術	①自然排尿・排便援助（尿器・便器介助、可能な限りおむつを用いない援助を含む）	★				Ⅰ
	②導尿					Ⅰ
	③膀胱内留置カテーテルの挿入と管理					Ⅰ
	④浣腸					Ⅰ
	⑤摘便				Ⅱ	
活動・休息援助技術	①歩行介助・移動の介助・移送	★				Ⅰ
	②体位変換（例：①及び②について、手術後、麻痺等で活動に制限のある患者等への実施）	★				Ⅰ
	③廃用症候群予防・関節可動域訓練				Ⅱ	
	④入眠・睡眠への援助	★			Ⅱ	
	⑤体動、移動に注意が必要な患者への援助（例：不穏、不動、情緒不安定、意識レベル低下、鎮静中、乳幼児、高齢者等への援助）	★			Ⅱ	
清潔・衣生活援助技術（例：①から⑥について、全介助を要する患者、ドレーン挿入、点滴を行っている患者等への実施）	①清拭	★				Ⅰ
	②洗髪					Ⅰ
	③口腔ケア	★				Ⅰ
	④入浴介助					Ⅰ
	⑤部分浴・陰部ケア・おむつ交換	★				Ⅰ
	⑥寝衣交換等の衣生活支援、整容	★				Ⅰ
呼吸・循環を整える技術	①酸素吸入療法	★				Ⅰ
	②吸引（口腔内、鼻腔内、気管内）	★				Ⅰ
	③ネブライザーの実施	★				Ⅰ
	④体温調整	★				Ⅰ
	⑤体位ドレナージ				Ⅱ	
	⑥人工呼吸器の管理		Ⅳ			
創傷管理技術	①創傷処置				Ⅱ	
	②褥瘡の予防	★				Ⅰ
	③包帯法				Ⅱ	

区分	項目	★					
与薬の技術	①経口薬の与薬、外用薬の与薬、直腸内与薬	★					I
	②皮下注射、筋肉内注射、皮内注射						I
	③静脈内注射、点滴静脈内注射						I
	④中心静脈内注射の準備・介助・管理					II	
	⑤輸液ポンプ・シリンジポンプの準備と管理						I
	⑥輸血の準備、輸血中と輸血後の観察					II	
	⑦抗菌薬、抗ウイルス薬等の用法の理解と副作用の観察	★				II	
	⑧インシュリン製剤の種類・用法の理解と副作用の観察					II	
	⑨麻薬の種類・用法の理解と主作用・副作用の観察					II	
	⑩薬剤等の管理（毒薬・劇薬・麻薬、血液製剤を含む）					II	
救命救急処置技術	①意識レベルの把握	★					I
	②気道確保	★				II	
	③人工呼吸	★				II	
	④閉鎖式心臓マッサージ	★				II	
	⑤気管挿管の準備と介助	★				II	
	⑥外傷性の止血					II	
	⑦チームメンバーへの応援要請	★					I
症状・生体機能管理技術	①バイタルサイン（呼吸・脈拍・体温・血圧）の観察と解釈	★					I
	②身体計測	★					I
	③静脈血採血と検体の取り扱い	★					I
	④動脈血採血の準備と検体の取り扱い						I
	⑤採尿・尿検査の方法と検体の取り扱い						I
	⑥血糖値測定と検体の取り扱い	★					I
	⑦心電図モニター・12誘導心電図の装着、管理						I
	⑧パルスオキシメーターによる測定	★					I
苦痛の緩和・安楽確保の技術	①安楽な体位の保持	★				II	
	②罨法等身体安楽促進ケア					II	
	③リラクゼーション技法（例：呼吸法・自律訓練法等）					II	
	④精神的安寧を保つための看護ケア（例：患者の嗜好や習慣等を取り入れたケアを行う等）					II	
感染予防技術	①スタンダードプリコーション（標準予防策）の実施	★					I
	②必要な防護用具（手袋、ゴーグル、ガウン等）の選択	★					I
	③無菌操作の実施	★					I
	④医療廃棄物規程に沿った適切な取り扱い	★					I
	⑤針刺し切創、粘膜暴露等による職業感染防止対策と事故後の対応	★					I
	⑥洗浄・消毒・滅菌の適切な選択						I
安全確保の技術	①誤薬防止の手順に沿った与薬	★					I
	②患者誤認防止策の実施	★					I
	③転倒転落防止策の実施	★					I
	④薬剤・放射線曝露防止策の実施					II	
死亡時のケアに関する技術	①死後のケア				III		

ドレイファスの技能習得の5段階モデル

ドレイファスモデルは、1983年にスチュアート・ドレイファス（Stuart Dreyfus）とヒューバート・ドレイファス（Hubert Dreyfus）の兄弟により発表された「技術習得の5段階モデル」です。人間が技能を体験し、習得し、極めるまでの過程のモデルです（図表1）。

図表1 ドレイファスモデル

	経験駆使	作業意識	認識範囲	決断
1. 初心者	ほとんどない	ルール通り	局所的	合理的
2. 中級者	状況的	ルールを基に選択	局所的	合理的
3. 上級者	状況的	意図的選択	局所的	合理的
4. 熟達者	状況的	経験に基づく	全体的	合理的
5. 達人者	状況的	経験に基づく	全体的	直感的

10年

出典：松尾睦. 経験からの学習 プロフェッショナルへの 成長プロセス. 同文舘出版, 2007. 10-11を参考に筆者改編

この5段階モデルに感銘を受けたベナー（Patricia Benner）は『ベナー看護論　達人ナースの卓越性とパワー』で看護師の成長過程を次のように記し、現在のクリニカルラダーとして活用されることになりました。

ステージ1：初心者（Novice）　　　　　　　　　　看護学生
ステージ2：上級ビギナー（Advanced Beginner）　新人
ステージ3：一人前（Competent）　　　　　　　　プリセプター
ステージ4：中堅（Proficient）
ステージ5：達人（Expert）

日本の看護学生は、コンプライアンス遵守の観点から臨床実習で体験できる技術範囲が限定的である等のことから（図表2）、ステージ1が新人看護師と考えられています。

図表2　看護学生に許容される技術の範囲

水準1	**教員や看護師の助言・指導により学生が単独で実施できる技術** 実施しようとする技術が特定の患者の状態に適していると認められたものであれば、患者・家族の承諾を得て学生が主体となり単独で実施できる。
水準2	**教員や看護師の指導・監視のもとで実施できる技術** 患者・家族の承諾を得て教員や看護師の指導・監視のもとで学生が実施できる。
水準3	**原則として看護師や医師の実施を見学する技術** 原則として学生による実施は行わせない技術とする。ただし、看護師や教員又は医師の指導監視のもとで患者の身体に直接触れない範囲で介助を行うことは差し支えない。

　それぞれの段階の特徴をもう少し詳細にとらえてみます（図表3）。

図表3　クリニカルラダーの段階ごとの特徴

	ポイント	特徴的内容
初心者	手順書を必要とする	経験をほとんど持たない。 器械の取り扱い、ケアの手順などを具体的に示したマニュアルに基づく指導を必要とする。 実施していることの結果を予測することはできない。
上級ビギナー	問題の影響のとらえかたが限定的だ	手順に従って仕事を進めることができる。 経験がある業務については状況に合わせ、少しだけルールから離れ工夫を加えて業務を遂行する。が、チーム全体の動きから自らの仕事の優先順位を検討する等には意識が向かない。 小まめな報告に対する指導者のサポートで業務遂行ができる。
一人前	全体像をとらえて問題解決ができる	チーム活動やケアを全体的視野で眺め問題解決ができる。 また、チームのメンバーに必要なサポートなども提供できる。 自分の行動を内省するリフレクションの機会を必要とする。
上級者	広い視野で問題を推測し解決策を実行する	問題が見えないリスクの段階で決断することができる。 セルフリフレクションの力を持ち、環境に合わせて自らの考えかたをアップデートできる。また、異なる考えかたから学びとる力も備え、論理的に業務を遂行し、高いパフォーマンスを生み出す。
熟達者	直感に基づき決断力を発揮する	十分な経験を積み、曖昧な状況から理屈抜きの直観で決断する力がある。 重要部分とそうでない部分を直観で把握できるため、迅速に状況にあった方法を選択して対処する。

　エリクソン（E.H.Erikson）は、「熟達者に達するには10年の経験が必要だが、漫然と経験するだけではその領域には達しない」とし、優れたトレーニングを積むことの重要性を唱えています（図表4）。

図表4　優れたトレーニングの3要件

①適度に難しく明確な課題が与えられ続けていた
　　・仕事の目的が明確である
　　・到達目標が明確になっている
　　・仕事の手順が明確になっている

②行ったことに必ず周囲からフィードバックがあった

③繰り返し体験することで、誤りを修正できる機会を与えられていた
　　・再度チャレンジできる
　　・リフレクションの支援がある

　優れたトレーニングの要件「①適度に難しく明確な課題」に応えるには、ドレイファスモデルの、「初心者から一人前までを3Stepでとらえる」のでは無理が出ます。ここは5Stepでとらえ直し、目標設定、指導のかかわりを検討することが効果的だと考えます（図表5）。

図表5　成長段階（■初心者■上級ビギナー□一人前）と指導者の関わりかた

教える指導	レベル1	先輩の仕事を見るなどして、知識レベルで学んでいる
	レベル2	実際に体験し、五感で仕事を学びとっている
考えさせる指導	レベル3	計測する・患者の状態を見る・触るなど必要な観察し、異常に気づくと報告する。先輩のサポートを受け業務遂行している
	レベル4	問題に気づき、その解決策を考え先輩に報告・相談する等、自らの計画に修正提案を仰ぐことで仕事を進めている
	レベル5	問題把握をし、適切な解決策を打ちながら看護を展開する

　ここで改めて考えたいのは、ガイドラインの評価「1できる」とはどのレベルなのかということです。レベル5はベナーの「一人前」、ドレイファスモデルの「上級者」で他者を指導できるレベルです。恐らく、ガイドラインの評価「1できる」を一人前とも上級者とも考えてはいないと思います。

施設ごとにガイドラインの評価「1 できる」を図表5で示すどの段階としているのかを明確にしておくことが肝心です。一般的には図表5なら「レベル3」、ベナーなら「上級ビギナー」、ドレイファスモデルなら「中級者」であることが多いと感じます。

　図表5を使って作成した到達レベルの例を図表6に示しました。

図表6 図表5を使用して作成した到達レベルの例

血圧測定のレベル	到達レベル決定の前提
① 新卒看護職員の入職時 　の到達レベル 　到達レベル　2	学生時代は友達同士での血圧測定をした程度である 臨床実習で実施したことがあっても特別問題がない患者の測定であった
② 新卒看護職員の一年後 　の到達レベル 　到達レベル　4	拘縮が強い、シャントが入っている、四肢に麻痺がある患者の場合は先輩の意見を聞かないと不安だという状態である

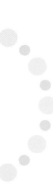

新人看護職員研修の環境づくり

構造づくりをする

　新人ナースの育成は職場全体の課題です。したがって、職場のメンバーにはいずれにしても新人指導に対するなんらかの仕事が割り当てられます。構造（structure）づくりとは、どのような役割をつくり、それぞれの責任範囲や権限、成果責任などを明確にするかということです。「新人看護職員研修ガイドライン」では図表1のように具体的に構造を提示しています。

図表1 新人看護職員研修の構造

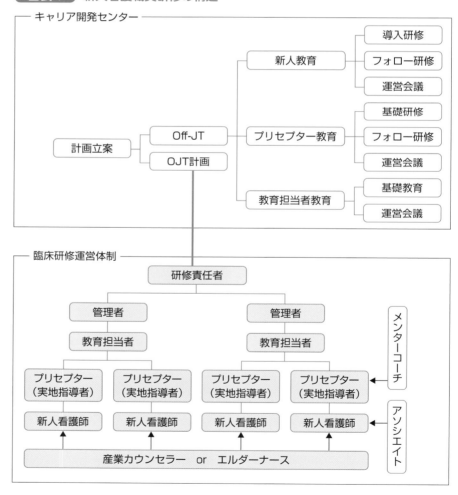

運営の仕組みづくりをする

　プリセプターシップは運営の仕組み（system）そのものだといえます。新人育成に際してそれぞれの役割はどのようなルールで動くのか。プリセプターや新人ナースとそれを補佐するメンバー間における情報共有や調整はどのようなルールで行うのか、などを決めます。個々の能力資源を尊重できる体制をつくろうとする時代においては、画一化したルールではなく個別のルールをつくって対応する必要があります。プリセプターシップは研修ナース制度、キャリア開発システムなどの新たな仕組みと合体しながら時代に適応できる仕組みとして成長しています。

> **事 例**
> ①直接介助業務から指導する
> ②夜勤入りは９月。ダブルキャストで１カ月
> ③残業させず帰せるようプリセプターが調整する
> ④症例研究は毎日１回以上もつ
> ⑤キャリア面接のアセスメント結果は新人自身から聞く
> etc.

　「新人看護職員研修ガイドライン」では、進めかたについて具体的には提示していませんが、到達目標を達成するにはローテーション制が必須になります。現在は**図表２**のように３つの種類が知られています。

図表2 ローテーションの形式

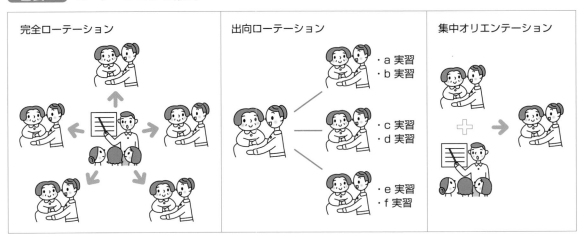

独自能力をアセスメントする

　独自能力（resources）とは職場の人的資源の状態を指します。新人ナースはすでにさまざまな資質をもって入職してきます。それぞれの自己価値、強み、またアビリティやコンピテンシー（➡41、42ページ）などの独自性をアセスメント（査定）し、どのように活用するかの判断材料とします。そのためにはしっかりとしたアセスメントツールを準備することが肝心です。

　2017年に「我が国産業における人材力強化に向けた研究会」において、これまで以上に長くなる個人の企業・組織・社会との関わりの中で、ライフステージの各段階で活躍し続けるためには、社会人基礎力というOSを土台に、自らを振り返りながら、必要なスキル（アプリ）をアップデートしてゆくことが必要だとし、「人生100年時代の社会人基礎力」と新たに定義づけて図表3を示しました。

図表3　「人生100年時代」に求められるスキル

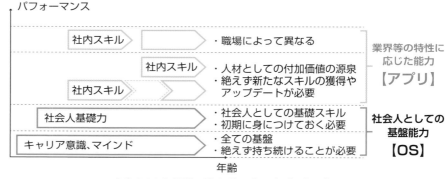

資料：経済産業政策局 産業人材政策室

（1）社会人基礎力とは

　必要なスキル（アプリ）とはC・アージリスが示したp.41の図表2です。一方でOSとなる社会人基礎力として2006年に経済産業省が示したのは「前に踏み出す力」、「考え抜く力」、「チームで働く力」の3つの能力（12の能力要素）です（図表4）（30〜31ページ チェックリスト）。

図表4 OSとなる社会人基礎力

今までの「社会人基礎力」とは

経済産業省が主催した有識者会議により、職場や地域社会で多様な人々と仕事をしていくために必要な基礎的な力を「社会人基礎力（＝3つの能力・12の能力要素）」として定義。

前に踏み出す力（アクション）

～一歩前に踏み出し、失敗しても粘り強く取り組む力～

主体性
物事に進んで取り組む力

働きかけ力
他人に働きかけ巻き込む力

実行力
目的を設定し確実に行動する力

考え抜く力（シンキング）

～疑問を持ち、考え抜く力～

課題発見力
現状を分析し目的や課題を明らかにする力

計画力
課題の解決に向けたプロセスを明らかにし準備する力

創造力
新しい価値を生み出す力

チームで働く力（チームワーク）

～多様な人々とともに、目標に向けて協力する力～

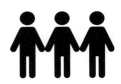

発信力	自分の意見をわかりやすく伝える力
傾聴力	相手の意見を丁寧に聴く力
柔軟性	意見の違いや立場の違いを理解する力
情況把握力	自分と周囲の人々や物事との関係性を理解する力
規律性	社会のルールや人との約束を守る力
ストレスコントロール力	ストレスの発生源に対応する力

資料：経済産業政策局 産業人材政策室

（2）人生100年時代の社会人基礎力とは

2018年には、「社会人基礎力を発揮するには自己を認識してリフレクション（振り返り）しながら、自らキャリアを切りひらいていく「目的・学び・統合」のバランスを図る必要がある」として、新たに定義された「人生100年時代の社会人基礎力」にこの3つの視点が加えられました（次ページ図表5）。

評価からリフレクションへ指導の重点課題がシフトした理由はここにあります。

「人生100年時代の社会人基礎力」とは

> 「人生100年時代の社会人基礎力」は、**これまで以上に長くなる個人の企業・組織・社会との関わりの中で、ライフステージの各段階で活躍し続けるために求められる力**と定義され、社会人基礎力の3つの能力／12の能力要素を内容としつつ、**能力を発揮するにあたって、自己を認識してリフレクション（振り返り）しながら、目的、学び、統合のバランスを図る**ことが、**自らキャリアを切りひらいていく上で必要**と位置付けられる。

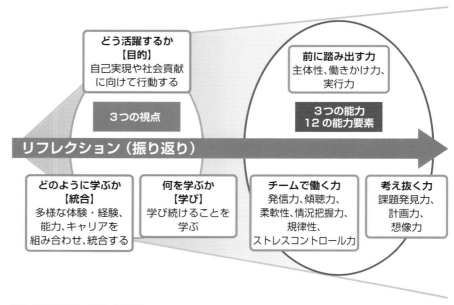

資料；経済産業政策局 産業人材政策室

新人教育の中心価値（core-value）を共有する

　プリセプターシップにおける課題を解決し職場の使命を実現していくためには、職場のメンバー全員が共有し守り合う「心構え」が必要です。取り組み始める前に上司をリーダーにして話し合い、新人ナースを迎える職場全体の姿勢として計画表や育成計画ノートに記し、つねに意識したいものです。

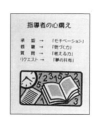

　「新人看護職員研修ガイドライン」では中心的価値については図表6のように示しています。

図表6 取り組みの行動指針

①基礎教育からの継続
②長期的能力開発
③学習者の安全確保
④組織的な取り組み
⑤患者からの協力確保
⑥患者ニーズや社会環境変化に柔軟な体制づくり

とるべきリーダー行動（leading-style）を明確にする

　活動中にはさまざまな葛藤が起きます。よくある事例に「先輩方の仕事の進めかたがプリセプターナースと異なるため、新人が戸惑う」などがあります。このようなときには上司は「プリセプターからそのような報告を受けた場合には、主任ナースに座長を命じ、戸惑った新人を含めてかかわった先輩方とカンファレンスを開くよう手はずをとります」などと、あらかじめ宣言しておくことが重要です。そしてプリセプターは、あらかじめさまざまな状況を予測して、そのようなとき、上司がどのように対処するのかを質問して確認をしておきましょう。

社会人基礎力チェックリスト（行動変容評価）

年度		期	氏　名：
			講師氏名：

評価項目		定義	内容	ガイドライン	
前に踏み出す力	主体性	物事に進んで取り組む力	指示を待つのではなく、自らやるべきことを見つけて積極的に取り組む。	・自分で考えて活動を進められるようになったか。 ・「できません」と言わずに取り組んだか。 ・自分からすすんで動くようになったか。	
	働きかけ力	他人に働きかけ巻き込む力	「やろうじゃないか」と呼びかけ、目的に向かって周囲の人々を動かす。	・積極的にクラス活動に従事したか。 ・まわりと助け合って取り組んだか。 ・確認や質問をしながら活動を行えたか。	
	実行力	目的を設定し確実に行動する力	言われたことをやるだけでなく自ら目標を設定し、失敗を恐れず行動に移し、粘り強く取り組む。	・自分の意見を提案したか。 ・自立的に活動に取り組んだか。 ・目的をよく考えて行動したか。	
				前に踏み出す力　小　計	
考え抜く力	課題発見力	現状を分析し目的や課題を明らかにする力	目標に向かって、自ら「ここに問題があり、解決が必要だ」と提案する。	・必要な情報と必要ではない情報をきちんと区別できたか。 ・プロセスを自ら考え、実行できるようになったか。 ・確認や見直しを行い、ケアレスミスを未然に防いでいるか。	
	計画力	課題の解決に向けたプロセスを明らかにし準備する力	課題の解決に向けた複数のプロセスを明確にし、「その中で最善のものは何か」を検討し、準備する。	・問題点を整理して行動したか。 ・重要となるポイントを優先して行動できたか。 ・事前に計画を立てて、期限内に完成できたか。	
	創造力	新しい価値を生み出す力	既存の発想にとらわれず、課題に対して新しい解決方法を考える。	・タスクの目的に沿って、創造的に作品を作成しようとしたか。 ・参考文献や関連する資料から新しい成果物を作成したか。 ・比較や分析だけでなく、自分の考察を交えて成果物を作成したか。	
				考えぬく力　小　計	
チームで働く力	発信力	自分の意見をわかりやすく伝える力	自分の意見をわかりやすく整理した上で、相手に理解してもらえるように的確に伝える。	・発表時において、論点を整理してわかりやすい説明ができたか。 ・必要な情報を伝えられるようになったか。 ・報告・連絡・相談をする習慣を身に付けられたか。	
	傾聴力	相手の意見を丁寧に聴く力	相手の話しやすい環境を作り、適切なタイミングで質問するなど相手の意見を引き出す。	・ほかの人から必要な情報を引き出せるようになったか。 ・相手が言いたいことをしっかり把握できるようになったか。 ・自分と異なる意見をよく聴くことができるようになったか。	
	柔軟性	意見の違いや立場を理解する力	自分のルールややり方に固執するのではなく、相手の意見や立場を尊重し理解する。	・相手の立場に立って考えられるようになったか。 ・状況に応じてさまざまな異なる方法で対応できるようになったか。 ・異なる文化の思考方法、習慣の違いなどに対応できるようになったか。	
	情況把握力	自分と周囲の人々や物事との関係性を理解する力	チームで仕事をするとき、自分がどのような役割を果たすべきかを理解する。	・自分の役割を十分理解して取り組めるようになったか。 ・自分の良さを把握し、自分の役割分担を理解しているか。 ・他の人の良さを引出し、チーム全体を考え行動できたか。	
	規律性	社会のルールや人との約束を守る力	状況に応じて、社会のルールに則って自らの発言や行動を適切に律する。	・授業や活動時間の使い方の自己管理ができるようになったか。 ・宿題の提出など、決められた期限を守ったか。 ・社会的なルール、マナーを守って行動できたか。	
	ストレスコントロール力	ストレスの発生源に対応する力	ストレスを感じることがあっても、成長の機会だとポジティブに捉えて肩の力を抜いて対応する。	・大変な時、仲間の協力などにより、乗り越えようと努力したか。 ・疲れている時や、気持ちが沈んでいる時でも、前向きに授業に望んだか。 ・自分で感情をコントロールできたか。	
				チームで働く力　小　計	

1. 「自己評価ランク」、「自己コメント」は、期末に本人が記入する。「自己コメント」は、「自己評価ランク」で 5 もしくは 1 と評価した場合のみ、特筆すべき行動を記入する。
2. 評価ランクと考課基準
   5：期待される能力・行動の発揮度が抜群であり、模範となる（発揮度 100％）
   4：期待される能力・行動がほとんど申し分なく発揮されていた（発揮度 90％程度）
   3：期待される能力・行動がおおむね発揮されていて問題がなかった（発揮度 60 〜 70％）
   2：期待される能力・行動が部分的にしか発揮されず、やや問題があった（発揮度 40％程度）
   1：期待される能力・行動が全く発揮されず大いに問題があった（発揮度 0％）
3. 「講師コメント」は、期末面接までに講師が記入する。

	面談実施日		

	自己評価ランク	自己コメント（5,1の場合、特記すべき行動を記入）	講師コメント	講師評価ランク
	5　4　3　2　1			5　4　3　2　1
	5　4　3　2　1			5　4　3　2　1
	5　4　3　2　1			5　4　3　2　1
	5　4　3　2　1			5　4　3　2　1
	5　4　3　2　1			5　4　3　2　1
	5　4　3　2　1			5　4　3　2　1
	5　4　3　2　1			5　4　3　2　1
	5　4　3　2　1			5　4　3　2　1
	5　4　3　2　1			5　4　3　2　1
	5　4　3　2　1			5　4　3　2　1
	5　4　3　2　1			5　4　3　2　1
	5　4　3　2　1			5　4　3　2　1

オリエンテーションの重要性

オリエンテーションの由来

オリエンテーションは、ラテン語の「オリエント」に由来する言葉です。

オリエントは太陽が昇るところを意味し、やがて「東方」を指す言葉となりました。キリスト教では、日の光が差し込む東側はキリストの命の復活を意味します。「オリエンテーション」とは、礼拝に際して命の復活の方向、つまり東側に正しく体を向けるための儀式です。

以後、オリエンテーションは集団や個人が理想とする方向に正しく体制を整え、好ましいスタートを切ることができるように学習する場のことを指すようになりました。

ところで、皆さんは「試雇用期間（試用期間）*」を知っていますか？通常3〜6カ月間、正社員としての要件を整えられるか否か、あるいは新入職員から見て、そこが理想の職場かを双方が確認する期間が設けられています。これを試雇用期間といいます。この期間に新入職員が学習するのは、社会人、組織人、医療人としての責任範囲を確認することであり、雇用者側が見るのは、価値観や習慣を共有できる人物に育てられるかどうかです。この期間にどうしても組織集団が目指すものを受け入れられず採用取消になった、次のような事例があります。

- 患者さんからクレームが出るであろうと予測される髪型のナースが、指導に対して「自分の生きかただから、どうしても直せない」と、1週間で退職。
- 入職後3日目に早くも無断欠勤。反省するどころか「時間に縛られるのは苦手なんです」との返答を受け、即時解雇。

試雇用2週間は「告知なしの解雇」が認められています。しかし、プリセプターはいたずらにプリセプティを脅すのではなく、本人の言い分に耳を傾けながらも的確な質問を通して理念・目標・方針、ルールの背景を考えさせ理解を支援します。ときには、「自分も『髪は結ぶだけではダメ。制服にかからないように上げる』と聞いて、同様に抵抗を感じながらも、今は清潔感という点で納得できた」という体験談を話すことも効果的です。

用語解説

試雇用期間（試用期間）

本採用決定前の期間のことです。そのあいだに労働者として好ましい勤務態度を身に付けているか、仕事に必要な能力、技能などを修得できるかなどの観点から眺めて、事業主が正式に採用するかどうかを判断し、決定するための期間とされています。通常、この期間中は就業規則や労働契約等で、本採用者に比べて解雇権を広範に留保する企業が多く、このような解約権留保に基づく解雇は通常の解雇よりも広い範囲において解雇の自由が認められるものと解釈されています。

しかし、事業者側の指導もないまま一方的に解雇権を乱用することはできません。労働者が職場に適応できるよう、十分な機会を与えることがこの期間の事業主の責務といえます。

組織人に求められる6つの習慣

　私たちはコミュニケーションを通じて成長し、情報を共有することで集団としてのバランスを整えています。そのような集団の一員になるためには平素から6つの習慣を身に付ける必要があります（チェックリスト）。プリセプターは、自分が体験した事例を提示しながらその必要性を伝えます。

チェックリスト

6つの習慣のチェックリスト

次のことが実行できるよう指導しましょう。

明るくあいさつをする
- [ ] 出社退社のあいさつをしている
- [ ] 利用者への担当のあいさつをしている
- [ ] ハキハキと返事をしている

アサーティブに自己主張する
- [ ] 自分の気持ちを伝えずに我慢することがない
- [ ] 自分の感情に気づき素直に伝えている
- [ ] 自分の意見を主張するために相手を否定することはない

承認の構えで他者の意見を傾聴する
- [ ] 相手の話を最後まで聞いている
- [ ] 相手の話に勝手な解釈や否定などをせず聞いている
- [ ] うなずくなど、話しやすい構えで聞いている

ビジネスルールを守る
- [ ] 時間・服装規定など就業規則を守っている
- [ ] 環境を守るなど、地域社会、利用者からの期待を暗黙のルールとして受け入れている
- [ ] 言葉づかいなど、ビジネスマナーを実行している

報告・連絡・相談で状況を共有する
- [ ] 仕事に取り掛かるとき、終了したとき、指示者に報告をしている
- [ ] 異変を予測したとき、気づいたとき、速やかに周囲に連絡している
- [ ] 予定に変更が起きたとき、周囲に相談している

メモを取る
- [ ] メモを取りながら相手の話を聞く
- [ ] 要所要所でメモの内容を確認している
- [ ] メモの内容を復唱して確認している

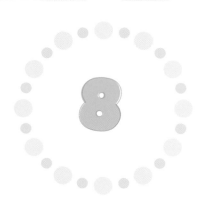

オリエンテーションの進めかた

自己紹介の目的

当たり前のようですが、最初のあいさつは相手の不安感を軽減させる効果があります。私たち人間は集団をつくって生きる動物です。したがって、無意識に「集団から受け入れられているか否か」を瞬間的にチェックする機構ができあがっています。集団から受け入れられていると判断すれば、安心します。が、一度「ノー」と判断すると一気に不安感が高まり、さまざまなネガティブ反応が起こります（チェックリスト）。

自己紹介ではお互いが相手を承認していることを確認できるよう、つねにペーシング（➡ 150、151 ページ）を心掛けましょう。日常的に行う出社時、退社時のあいさつは先輩として 100% 新人ナースの味方であることを伝えるチャンスです。パートナーシップを最大限に表現できるように、あいさつを活用していきたいものです。

成長サイクルの考えかたを共有

私たちは仕事や集団における自分の状態を、他者との働き掛け合いのなかから感じ取ります。自分だけで認識することは困難です。さまざまな経験を通して自己の能力の過不足や他者との考えかたの相違に気づき、周囲からのフィードバックにより自分の状況を認識します。これが「気づき」と呼ばれるものですが、気づきに至るまでのプロセスは、私たちにとって

オリエンテーションチャート

自己紹介

成長サイクルの共有

キャリアビジョンの明確化

育成モデルの提示

短期目標の明確化

コンピテンシーの成長目標

アビリティの成長目標

計画の提示と調整

トレーニングフローの共有

コーチングフローの共有

チェックリスト

「承認されていない」と感じることから生じるネガティブな反応

あなたはどの反応に近いかチェックしてみてください。

集団や個人から承認されなかったときの反応
□ いじけてマイペースを決め込む
□ 怒りの感情が込み上げ攻撃的になる
□ 自信をなくして閉じ込もる
□ やる気をなくして逃避する
□ 戸惑い混乱する
□ 壁をつくって防衛する
□ 嫌な思いを繰り返さないように遠ざかる
□ 気力が減退する
□ 自分の役割に集中できなくなる
□ 相手を詮索する

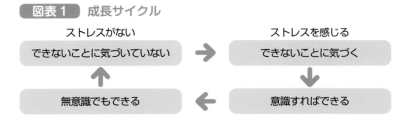

図表1 成長サイクル

ストレスがない		ストレスを感じる
できないことに気づいていない	→	できないことに気づく
↑		↓
無意識でもできる	←	意識すればできる

少なくともストレスです。また、今までの習慣的な考えかたや行動を断ち切って新たなものに変化させるのには、つねに意識的に取り組まなければ実現しません。これは非常にストレスを伴うことです。しかし、取り組んで数カ月もすれば、この考えかたや行動は無意識の領域のものとなりストレスは消えていきます。このようなプロセスを経て、私たちは新たな考えかたや行動を身に付けていくのだということを、あらかじめ説明しておきましょう（図表1）。そして、今それぞれどの段階にいるかを確認し合うことを約束したいものです。

目標の共有の手続き

　プリセプターは目標達成のためのパートナーです。新人自身がどのような夢を実現するためにこの職場にやってきたか、そのために何をまず経験したいか。すでに上司と新人ナースは面接で明確にしているとは思いますが、プリセプターもそのゴールを共有するための時間をもちましょう。

　プリセプターがあらかじめ作成している「年間育成計画」は、新人の描く人生のビジョンに対するマイルストーン（中間目標）です。計画に従わせるのではなく、新人の描くビジョンに対して、組織側の都合（職場の期待）をどのように調整するかがオリエンテーションでは最もたいせつです。極端な事例ですが、新人ナースが「患者さんの清拭をしなくてよいようにしてほしい」と申し出た例があるようです。ついつい「そのような申し出を受け入れられません」と拒否の態度をぶつけがちです。しかし、よくよく聞くと「学生実習のときは替わってもらうことができた」との経験から軽い気持ちで伝えたとのことでした。そのような場合には、まず清拭への嫌悪感がどのようなところから来ているのかを丁寧に聞き取り、共感をします。そのうえで私たちの清拭の体験とそこから得た気づきや学び、私たちの清拭に対する考え等を伝えることも効果的です。

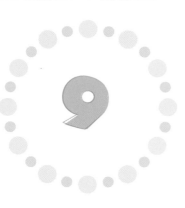

人的資源の管理と能力開発①

人的資源の管理とは

　目覚ましい技術革新、人の意識や行動の多様化などの時代に応えるためには個々の個性を資源ととらえ、最大限に活かせるような策を講じることが重要です。たとえば、①「同じことを繰り返し行う持続力がある」のか、②「変化を好み未知のことにチャレンジする」のか、③どちらでもないのか。①②のいずれかに強く傾くほどに「強み」が明確であるといえます。②のタイプは「エキスパートナース」や経営者としての資質をもちます。しかし、テンポの遅いメンバーに粘り強くかかわることは得意ではありません。それに対して①のタイプは、変化を起こすことには慎重ですが、粘り強く取り組むことには長けています。①のタイプと②のタイプがペアを組んでそれぞれの強みを活かせるよう働き合えば、非常に強いチームができあがります。人的資源の活用とは、労働者のもつ個性を肯定することで能率を上げようとするもので、人間尊重の管理ともいえます。したがって、指導者は個性を分析しとらえる術を学ぶ必要があります。

「強み」を活かすとは

　人的資源の管理において着眼すべきことに、「価値」と「強み」があります。まず「強み」について理解を深めましょう。強みとは、その人が比較的よくとる「思考パターン、行動のパターン、感じかたのパターン」を指します。無意識にそのようなパターンをとることから、発揮させやすい「潜在的能力」として脚光を浴びています。さまざまな研究の結果からも強みを活用することの意義として下記のようなことが言われています。しかし、指導者はその強みを否定してしまうことも多いものです。

強みを活用する意義

①より自信が出てくる

②満足感がある

③よりエネルギーが湧いてくる

④ゴールが達成しやすくなる

⑤仕事でのパフォーマンスがあがる

⑥チームにおける絆を深めることができる ⇒ 定着率があがる

⑦成長が早い

図表1 病院での改善事例

Percent Improvement over a two year period.

26	Patient Satisfaction　患者の満足度
26	Willingness to Recommend　紹介したい度
8	Voluntary Turnover　定着率
36	Climate　職場の雰囲気
38	Participation　参加意欲
29	Quality of Care　ケアの品質
38	Manager Support　マネジャーのサポート
34	Resource Adequacy　人員配置の適切さ
12	Physician/Nurse Relations　医師と看護師の関係性

ある病院でポジティブ心理学をベースにしたコンサルティング実施。2年間の変化。
参加意識、ポジティブな風土、マネジメントの支援、適切な配置などが大きく改善した。

Kim Cameron, Ross School of Business, University of Michigan, 2011年国際心理学会発表資料より.

　図表1は実際に強みを活かしたマネジメントを展開した結果、定着率があがったとの報告例です。

　たとえば、私の友人は、新人のころ「仕事が遅い」と先輩にしかられたのだそうですが、患者さんから「あなたは注射をするだけではなく、じっくり話を聞いてくれるから仕事が遅いのよね。でも、そんなあなたが当番だと思うと注射も楽しみ」と言われたそうです。患者さんから自己の強みに気づかされ「よしがんばるぞ！」と奮起し、患者さんの話を聞く姿勢をあきらめずに済んだといいます。彼女はその後、傾聴の姿勢をさまざまな人から評価され、看護師として、管理者として、また教育者として成功しました。しかし、「あのとき仕事が遅いと否定されて傾聴をあきらめていたら、と考えると恐ろしくなる」と言いました。指導者は、後輩のもつ特徴を否定せず、また自分の都合の良いように変えようとするのではなく「素材を認め活用する」ことに心することが、コンピテンシー（➡ 42ページ）を成長させる秘訣（ひけつ）といえるようです（経営資源の管理*）。

　一方で強みの使い過ぎの弊害もあります。指導者は強みを活かすためのヒントとして次の4点を常に意識することが重要です。

強みを活かすヒント

①適切な強みを　　　　　③適切な量を
②適切な方法で　　　　　④適切なタイミングで

◆ 補足説明 ◆

ピーター・ドラッカーの名言

■『人が雇われるのは、強みのゆえであり能力のゆえである』
『組織の目的は、人の強みを生産に結びつけ、人の弱みを中和することにある』
『不得意なことの改善にあまり時間を使ってはならない』
『自己の強みに集中すべきである』
『無能を並みの水準にするには、一流を超一流にするよりもはるかに多くのエネルギーと努力を必要とする』
『上司たる者、組織に対して部下一人ひとりの強みを可能な限り活かす責任がある』

◆ 用語解説 ◆

経営資源の管理

　経営資源には「人的資源」「資材」「資金」「情報」「時間」の5つがあげられます。企業の効率向上は「最小の資源で最大の効果を得る」ことにあります。管理は資源を効率運用するために研究され、進化を遂げてきました。しかし、人的資源の管理は人件費を抑えることよりも個々のパフォーマンスを高める人材開発、活用を通して組織目標達成の効率を図ることに目が向けられたのです。

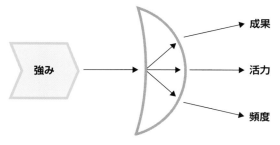

図表2 Realise2® ３つの測定の視点

強み → 成果
強み → 活力
強み → 頻度

・第一世代は１つの視点からの評価

図表3 Realise2® ４象限の強み活用視点

3つの測定結果を4象限で表示し、個人の成長の原点を示している

・良い成果が出る
・活力が湧く
・使用頻度を増やす

・良い成果が出る
・活力が湧く
・熟達する

| もっと活かせる強み | 活用している強み |
| 弱み | 習得した特性 |

・成果が出しにくい
・気力がなくなる
・使用を少なくする

・良い成果が出る
・活力が低い
・分別して利用する

・補足説明・

**強みを探す
シチュエーション**

過去 ⟷ 未来
行動 ⟷ 思考
作る ⟷ 使う
じっくり ⟷ スピード
自由 ⟷ 規則

強み診断ツール

　強みを把握するツールとしてはストレングスファインダー®や Realise2® が知られています。Realise2® は有料ですが手軽に入手することができます（http://positiveinnovation.org/content/262）。Realise2® は強みを「活用による成果」「活用することによる活力」「活用の頻度」の３つの視点で測定をします（図表２）。その結果を４象限で表示しています（図表３）。

上を目指す欲求を満たす〜マズローの欲求5段階説

　アメリカの心理学者アブラハム・マズローは、人が抱く欲求を図のように５段階に分類し、「人はそれぞれ下位の欲求が満たされるとその上の欲求の充足を目指す」という欲求段階説を唱えました（図表４）。

生理的欲求：空気、水、食べ物、睡眠など人が生きていくうえで欠かせない基本的な欲求。充足されないと、不快感を覚える、いら立つ、病気になるなど、ほかのことは考えられなくなります。

安全の欲求：生命を脅かされない欲求。暴力などで生存が脅かされると、いかに危険を回避し安全を確保するかに必死で、ほかのことは考えにくくなります。

集団帰属の欲求：会社、家族、国家などのグループに属し、そのグループのルールに従うことで生存を脅かされない状態をつくりたいという基本的な欲求。

承認の欲求：集団帰属の欲求の後に生まれる「他人から賞賛されたい」という欲求。①仕事を任され達成することで満たされる、②仕事を達成し他人から注目・賞賛されることで満たされる、の２つに大別されます。

図表4 マズローの欲求5段階

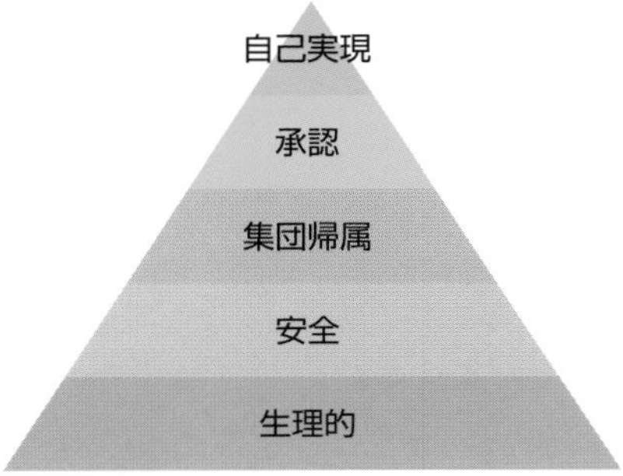

自己実現の欲求：あるべき姿でいたいという欲求。たとえば山登りに打ち込む登山家は、内なる欲求に突き動かされているといえます。だれかから賞賛されたいとの思いとは別に、あくまでも自己実現の欲求を満たすためであり、無償性が高いといえます。

自己価値とニーズを把握する

マズローの欲求段階説で考えると、自己価値は「自己実現の欲求」、ニーズは「承認の欲求」に置き換えることができます。

何にやりがい（自己価値）を感じるかは個別に異なります。指導者は学習者といっしょにそれを発見していくような創造的なコミュニケーションを行うことが重要ですし、そのことを通して学習者に「人間的な成長」を促していきます。

自己価値とは

①そのことを考えたり、行ったりすることでワクワクする
②活かすほどにモチベーションは上がり行動が継続する
③活かすことで自分らしさを感じ夢中になれる

ニーズとは

①安定した状態で仕事や生活をするために重要なもの
②ニーズが満たされると、満たすための努力は一時ストップする
③ニーズが満たされないと、イライラする、不安感が出現するなど、ネガティブな感情を抱く
④ニーズが満たされるとネガティブな感情は消え、ニーズを満たす行動もストップする
⑤ニーズを求めすぎることで自己価値を阻害することがある
⑥ニーズは繰り返し現れ続ける

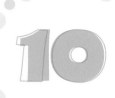

人的資源の管理と能力開発②

能力開発とは

　価値や強みを仕事に活かすには、その仕事に必要な知識・技能を身に付け、経験を積まなければなりません。そのための積極的な取り組みこそが「能力開発」といわれるものです。上司は部下の価値や強みがどのような成果や能力につながるかを「育成モデル」として提示しておく必要があります。また、理想像に近づくために学習の機会、経験の機会を提供し、能力開発に計画的に取り組めるよう支援します（図表1）。

図表1 能力開発

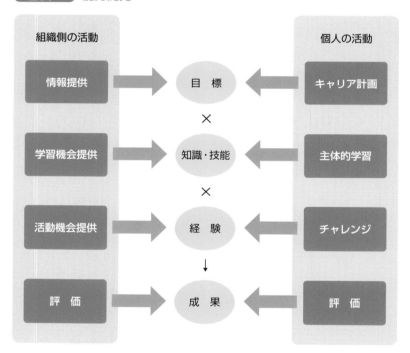

育成する能力

　実務者の能力開発におけるプログラムの基礎を築いたのはC.アージリスです。アージリスは、育成する能力のテーブルをアビリティとコンピテンシーとに大別して示しています（図表2）。

図表2 アビリティとコンピテンシー

アビリティ	知　識	専門知識	仕事を進めるうえでの業務知識、専門的な知識
		一般知識	一般常識や他職種の知識、社会情勢など幅広い知識
	技　能	運動的技能	仕事の手順や機械の操作など、体を動かすことで発揮される能力
		知的技能	判断、分析、評価など情報処理を通して発揮される能力
	姿勢能力（価値観）		仕事に対する態度や取り組みの意欲など。また、これにつながる意識や価値観
コンピテンシー			高業績者によって立証された、高業績につながる行動特性

（1）アビリティとは

　「アビリティ」とは、安全に仕事を進めるうえで不可欠な「知っている」「できる」「わかる」などの基本的な能力群を指します。食事サービスを例にあげて解説をします。

> **専門知識と一般知識の相違**
> 専門知識：自助具の種類や使用目的を知っている
> 一般知識：メニューに合った食器を知っている
> **「技能」については図表3のようにイメージでき、具体的には以下のようになる**
> 運動的技能：指示された自助具を使って手順どおりに介助をする
> 知的技能：患者さんの状態に合った自助具を選択する

図表3 育成する能力

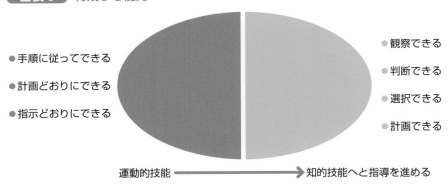

● 手順に従ってできる　　● 観察できる
● 計画どおりにできる　　● 判断できる
● 指示どおりにできる　　● 選択できる
　　　　　　　　　　　　● 計画できる

運動的技能 ━━━━━▶ 知的技能へと指導を進める

　ここで重要なことは知識であったとしても言葉のみでは学べないことです。たとえば、「歯肉炎の痛みとはどのような痛みか」と問われても伝えにくいものです。自分が痛みを体験するか、実際にその痛みを味わっている人と接触することでしか学べないのです。ここが体験学習が必要となる重要なポイントです。

図表4 コンピテンシーレベル

レベル	行動指標
レベル −3	周囲の期待に反発し攻撃的な行動をとっている
レベル −2	周囲から注意される行動をとっている
レベル −1	気になる行動をとっている
レベル 0	行動しない
レベル 1	断片的には行動をとっている
レベル 2	指示やルールに沿って行動をとっている
レベル 3	主体的に行動をとっている
レベル 4	経験を活かし状況に合った行動をとっている
レベル 5	要請を受け新しい方法を検討しながら行動をとっている
レベル 6	状況を洞察し、創造的に行動をとっている

出典：ヘイコンサルティンググループ. 正しいコンピテンシーの使い方－人が活きる、会社が変わる. PHP研究所, 2001, 155p.

(2) コンピテンシーとは

コンピテンシーとは、ある仕事において成果をあげた高業績者によって実証された、業績達成のための有効な思考や行動パターンです。これは測定することが難しい能力群です。たとえば「あいさつをしている」のようなかたちで表します。

実務者教育においては、単に「知っている」「できる」という段階（アビリティ）にとどまるのでは目的を果たしたとはいえません。コンピテンシーの高い人は、「周囲の期待に応えることができ、周囲にも働き掛けができる」価値ある人材と考えられることから、昨今「コンピテンシーの育成」は注目を浴びています（図表4）。

(3) コンピテンシーが育つ環境

コンピテンシーが高い人材を採用しても、下がることがあるといわれています。確かに新人のときにはナースコールにしっかり出ていたのに年配者になるにつれて気づいていても出なくなることがありますね。コンピテンシーレベルは環境要件が変化すると変化するといいます。C. アージリスはコンピテンシーは下記の要件が整っていることで育つと述べています。「誉めて育てる」の根拠ともいえます。

コンピテンシーが育つ要件
①提示されている目標に納得できている
②提示されている方針に対して納得している
③仕事を通して周囲に貢献できているとの実感を抱いている
④仕事を通して自己成長できているとの実感がある

(4) コンピテンシーディクショナリーとクラスタ

　ナースとして高業績をあげているメンバーの行動に「利用者との関係づくりのために主体的にあいさつをしている」「利用者のナースコールにこたえた後には、事前に何をしておけばコールの回数を減らせたかを検討している」のようなことが確認されたとします。このような行動をリスト化した短いセンテンスを「コンピテンシーディクショナリー」と呼びます。これには「頻度」と「レベル」という2つのスケールがあります。これを評価表にします。

　また、コンピテンシーディクショナリーの集合体を「クラスタ*」といいます。事例のような行動の集合体は「顧客指向性」というクラスタでくくることができます。D. C. マクレランドは基本となるクラスタを20項目示しています。

　クラスタにはほかにもさまざまあり、ある特定の役割において成功している人々は、共通した5項目程度のクラスタにハイスコアを示していることがわかっています。新人ナースの育成モデルの表で示すかたちがそれに当たります（➡ 53ページ図表2）。これを「コンピテンシー育成モデル」と呼び、能力開発の課題としています。

● 用語解説 ●

クラスタ

クラスタとは、束という意味です。ディクショナリーがいくつか集まって束になったという意味で使っています。

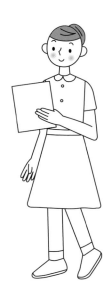

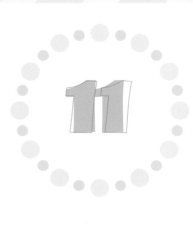

人的資源の管理と能力開発③

能力開発の技法 ●●●●●●●●●●●●●●●●●●●

　能力開発の手法は、Off-JT、OJT、SDの3手法が知られています。これらは三輪車の車輪のようなもので、どれ1つ欠けてもパフォーマンス*を上げられません。それぞれの手法の特徴を下記に示します。

用語解説

パフォーマンス

　どれだけの時間「行動」し、その「行動」からどれほどの「成果」を生み出せたか、行動の結果生み出された具体的な成果を「パフォーマンス」といいます。パフォーマンスマネジメントは「やる気」のような心理に着眼するのではなく、「○○している」という行動を開発することに着眼します。なぜならば、「あの人はやる気がある」と判断したとすれば、それは「判断につながるなんらかの行動を見た」からです。問題解決の糸口を「心のもちかた」のようなところに求めると、原因の分析が難しくなったり、そこでストップしたりしてしまいます。

① **Off-JT（off the job training）**

目　　的：職場の内外にある知識を効率よく習得させることができる。器具の操作方法などの機械的動作を確認するときにも効果的

学習環境：仕事から離れ、落ち着いた環境で学習する。ただし、学習の最中に呼び出す、仕事の都合で途中から参加する、退席する、などではなかなか成果はあがらない。職場も参加者も十分に配慮する必要がある

形　　式：1人の指導者に対して多数の受講者が設定されている

担 当 者：人事、集合教育担当者が企画・運営し、目的に応じて院内外の講師がレクチャーを担当する

② **OJT（on the job training）**

目　　的：経験を通して自信を身に付け、さまざまなケースを体験するなかで知的技能を磨く

学習環境：仕事の現場、カンファレンスでの事例研究、看護研究など

形　　式：一般的に1対1の指導体制で学習する

担 当 者：職場の上司、先輩

③ **SD（self development：自己開発）**

目　　的：自己価値や強みに焦点を当て、「生涯」という長期的なスタンスで「どのような貢献を通して自分らしい仕事人生をデザインしたいか」を尊重した能力開発をする

学習環境：人生のビジョンに向かって行う行為は、すべてSDの場と考えることができる。読書、ボランティア活動、映画やみずからが主体的に計画して受けるOff-JTもSDとなる。最近ではパーソナルコーチを付けてビジョンや目標を明確にし、目標達成のパフォーマンスを高める取り組みをしている人が増え始めている。その場合もSDである

形　　式：ビジョンを描きその実現のために主体的、計画的に実行するとき、それはSDといえる。ビジョン実現のために目的をもってOJTやOff-JTをチョイスする行為はSDの1つ

担 当 者：学習の目的をもつのも、目標や達成方法を選択するのも、すべて自分自身が自己の能力開発に責任をもって担当する。そのサポーターとしてコーチなどをチョイスして取り組むことができる

研修効果への責任

　今や研修効果が目指すところは、「知っている」「できる」ではなく最低でも「実際に能力を活用し成果につなげている」となりました。ドナルド・カークパトリックの研修効果測定の４段階*（図表1）で示す３ステージと４ステージです。

図表1 ドナルド・カークパトリックの研修効果測定の４段階

ステージ	内容説明
４　ステージ 成果達成度	研修を受講したメンバーや職場の業績向上の度合いを評価する
３　ステージ 行動変容度	一定期間が過ぎてから受講者自身へのインタビューや他者評価によって行動変容の評価をする
２　ステージ 学習到達度	一定時間をおいて筆記試験やレポートなどで受講者の学習到達度を評価する
１　ステージ 受講満足度	受講直後のアンケート調査による受講者の研修に対する満足度の評価をする

ブレンディッド学習プログラムへの転換

　従来の研修は体系的な知識・基本的な技術、考えかたの基本を知ることには役立ちました。しかし、それらの能力を社会貢献につなげる力を培うまでには届きませんでした。

　そこで推奨されたのが、ブレンディッド学習プログラムです。ブレンディッド学習とは「認知科学、行動科学、心理学などの教育学の理論を背景に、テクノロジーを活用した学習効果の高いコンテンツを導入することで、柔軟で効果的、効率的な学びかたを実現しようとする学習プログラム」です（図表2）。

図表2 ブレンディッド学習プログラム

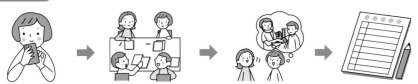

事前学習	集合研修	OJT	効果測定
・オンデマンド ・eラーニング	・ワークショップ* ・シミュレーション	・フィードバック ・リフレクション	・チェックリスト ・面談

用語解説
ドナルド・カークパトリックの４段階

　1959年に人材開発の効果を把握するために、評価・効果を４レベルに分解して誰にでも理解しやすいプラットフォームを作成した。
　National HRD Executive Surveyの調べでは、米国企業の多くがこのモデルを使用していた。

用語解説
ワークショップ型研修とは

　ワークショップは、参加者が自発的に作業や発言を行える環境が整った場において、講師がファシリテーター役となり参加者全員が体験を通し、それぞれの気づき、学び、あるいは創造したことを研修後の行動目標に落とし込むような研修手法です。

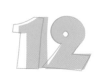

プリセプターシップにおける役割分担

プリセプターシップにおける仕事の分担

　一般的に、新人看護職員への教育は図表1に示した指導フローの流れで行われます。主にプリセプターは指導フローの③を担当しますが、新人看護職員への教育の目的が変化するなかでプリセプターシップの位置づけが変化しています。たとえば、新人看護職員研修の完全ローテーション制以外の場合に対応するシステムとしてとらえる。あるいは、既卒新人看護職員や完全ローテーション制で育成した新人看護職員の研修終了後、2年次を支えるシステムととらえる、などです。

　それによって役割分担も大いに異なってきます。ここからは次のケースを想定して解説します。

・新人看護職員を出向ローテーション制、集中オリエンテーション制で指導する場合
・完全ローテーション制で育成された2年次へのOJT支援システムの場合

　新人看護職員研修体制における役割と対比しながらプリセプターシップにおける、機能一覧を図表2のようにまとめてみました。

図表1 指導フロー：人の指導プロセスと指導の責任範囲

| 目標設定 | 知識・姿勢 | 運動的技能 | 知的技能 | 行動化 |

仕事の成果

①　②　③　④

①②③④については第1章13（➡48ページ〜）で詳しく説明します。

図表2 各役割の名称と責任範囲

役割	責任範囲
新人ナース	看護業務を総合的に体験学習する 看護業務を体験するなかで自己価値を見出す 社会に対する責任ある行動を身に付ける
プリセプター（実地指導者）	マスタープランを基に個別の育成計画を作成する 新人ナースへの技術指導を行う 協力メンバーへ説明と依頼をする 成長目標に沿って指導力開発をする
エルダーナース	定期的に面接をする ①ワークライフバランスについて指導面談 ②メンタル面のカウンセリングをする
チームのメンバー	プリセプター（実地指導者）の計画に沿って ①新人ナースへ技術指導をする ②プリセプター（実地指導者）の協働者として働く
メンターコーチ	プリセプター（実地指導者）の成長に向けて ①定期的にコーチングを実施する ②タイムリーなフィードバックをする
看護主任（教育担当者）	プリセプター（実地指導者）や新人の目標を確認調整する 問題発生時に関係者を招集、ファシリテーターとなる 定期的に部署内プリセプター（実地指導者）会議で問題整理をする 他部署の教育担当者と運営会議で調整を図る プリセプター（実地指導者）の指導をするメンターを支援する
管理者（研修責任者）	臨床研修のテーマや目標設定への働き掛けをする 構造・運営ルールづくりへの働き掛けをする 教育担当者の機能を支援する
教育委員会	各科から選ばれた教育委員の方針に沿って臨床研修の企画をする Off-JT の企画、実施、研修運営、評価をする OJT の企画をし、運営への助言をする
アソシエイトナース	OJT における知識面のサポートをする ①マニュアルの読み合わせをする ②レポート作成への助言をする

Off-JT 担当と OJT 担当

Off-JT 担当と責任範囲

Off-JT の担当者は指導フロー（➡ 46 ページ図表 1）の②の部分の担当者になります。具体的には新人ナースに求められている仕事の成果に不可欠の専門知識・一般知識と「看護観」などの姿勢能力に関わります。また、電子看護記録など機械的操作の習得を一括して教えたり考えさせたりすることも担当します。このステップを踏まずに現場に出すと、知識や考えかたの幅が狭くなってしまいます。そうなれば、柔軟に社会の変化に対応することが求められるなかで、将来的にさまざまな困難が生じることが予測されます。

(1) 人材開発部（または教育委員会）の役割範囲

46 ページ図表 1 の指導フロー①と②の領域を担当します。クリニカルラダー*などで示されている育成モデルを基に、仕事に必要な基本知識やスキルを経験に先立って取得できるように、計画的に集合研修を企画し、実施します。

> **おもな役割**
> ・年間研修計画の立案
> ・研修の企画と運営
> ・指導者の選考

(2) アソシエイトナースの役割

教育委員会とともに指導フロー②の領域を担当します。ただし、マニュアルの読み合わせやその部署に特化された知識や運動的技能を数人まとめて指導を実施します。おもにリーダーナースや主任ナースなどが担当企画運営をします。新人看護職員研修では、臨床指導者クラスが担当することでしょう。

> **おもな役割**
> ・指導内容の絞り込み
> ・指導スケジュールと指導者の選考

OJT 担当と責任範囲

指導フロー①③④は現場で担当します。しかしこれらすべてをプリセプ

─ 用語解説 ─

クリニカルラダー

クリニカルラダーとは、理想とする看護職務、看護人材の姿を明確にし、職務の目的、求められる成果責任、そのためのアビリティやコンピテンシーなどを「育成モデル」として多面的に記述し、人材の採用、育成、評価、登用、キャリア開発、目標管理などの人的資源管理のために活用することを目的とした共通プラットフォーム（環境）です。

ターが担当することは能力的に難しいと考えます。研修責任者、管理監督者、プリセプター（実地担当者）、臨床指導者（教育担当者）などが担当します。

(1) 管理者（各科責任者・教育担当者）の役割

指導フロー①を担当します。新人個別の能力資源をアセスメントし、キャリアビジョンを設計するための支援をします。また、組織が求める人材像や育成モデルを提示することでキャリア開発計画を立案し、1年後のゴールを設定するまでを支援します。なお、キャリアビジョンやキャリア開発計画については第2章で解説します。

> **おもな役割**
> ・新人へのキャリア面接
> ・育成モデルの提示
> ・プリセプターへの指導面接（コーチとしての役割）
> ・メンバーとの調整会議
> ・教育委員会、アソシエイトナースとの調整
> 　etc.

(2) プリセプター（実地指導者）の役割

指導フロー③を担当します。仕事の運動的技能から知的技能までを幅広く担当します。ときには新たな知識や考えかたを指導することもします。プリセプター（実地指導者）* は新人キャリア開発計画や組織の経営計画に沿って個別性を重視した指導計画へと調整して実行します。その際、つねに管理者やメンターコーチの指導を必要とします（図表1）。

● 用語解説 ●
プリセプターと実地指導者

プリセプター
　新人ナースの研修期間中にプライマリー状態で新人の成長全般の支援を担当するメンバーです。

実地指導者
　新人看護職員研修でいう実地指導者はプリセプターやエルダーなど、新人に直接的に仕事の指導や精神的なサポートをするメンバーの総称です。そのなかには個別に受け持ちの新人ナースをもたない指導者も含まれています。

図表1　プリセプター（実地指導者）の機能

上司補佐としての役割機能	新人への役割機能	職場メンバーへの役割機能
・経営方針と上位教育目標・方針の関連を理解する ・病棟師長の目標・方針の指示を受け、実施計画に反映させる ・業務マニュアル・指導マニュアルの改善整備の提案をする ・指導の状況を報告し、指導や助言を求める ・ペア勤務・代行指導の状況を報告し要望があれば伝える ・新人の成長、健康状況などが極端に悪い場合、上司による面接指導を依頼する ・活動の中間評価をし、上司の評価や意見を聞く。また指導を仰ぐ ・次のステップの計画を出し、調整を行う ・上司を通じて、教育委員会へ新人や自己の集合教育の機会を提案、依頼する	・指導計画を立案・実施する ・学習への動機づけをする ・評価と励ましをする ・評価後のフォローをする ・成長段階でつねに精神面での支えとなる ・計画のズレの調整をする ・社会人として、ナースとしてお手本となる	・代行指導者へ指導の依頼をする ・代行指導者へ経過状況や指導内容などを伝える ・代行指導者からの報告を受ける ・新人の学習テーマをオープンにし、職場メンバーに協力のポイントを示す ・他のプリセプター（実地指導者）に助言や支援をする ・新人に状況報告を「私の努力目標」として宣言させ、協力態勢づくりをする ・プリセプター（実地指導者）会議で報告し、アドバイスや協力依頼をする

(3) メンバー（現場スタッフ)の役割

プリセプター（実地指導者）とともに指導フロー③の領域の指導を実施します。

(4) コーチの役割

指導フロー④の領域を担当します。新人が、能力を身に付けていても、それを発揮できるようになるには支援が必要です。プリセプター（実地指導者）はおもにトレーナーとしての役割を担います。コーチは能力を発揮させるための支援者です。「成長」は、変化の過程に生じます。人は変化を受け入れ前進するとき、さまざまなストレスを感じるものです。コーチは新人ナースが変化のプロセスをスムーズに通り抜けられるように支援することを目的としています。従来は、プリセプターが③と④の領域すべてを担っていました。しかし、最近はトレーナーとしての機能とコーチの機能を分けたほうが効果的だとする考えかたが広がっています。コーチが設定されていない場合には、管理者（研修責任者または教育担当者）が担当することになります。

ここまでの説明を図式化すると図表 2 のようになります。

図表2 組織・メンバーの役割

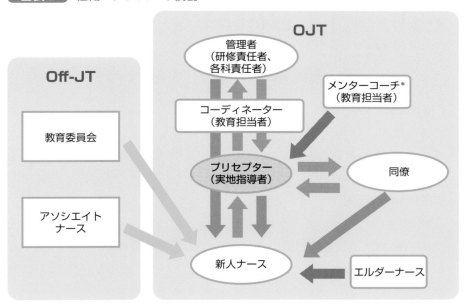

- 用語解説 -
メンター(mentor)コーチ
「助言者」「指導者」「顧問」。メンターとはギリシア神話に登場する賢者「メントール」が語源であるといわれています。メントールは、ギリシアの名君・オデュッセウス王の友人で王の助言者で、かつ王の息子テレマコスの家庭教師も務めた人物です。メントールのすばらしい指導者ぶりから、部下や後輩を指導・教育したり助言したりする人をメンターコーチと呼ぶようになったのです。

(5) 学習型ファシリテーターの役割

　新人看護師が夜間不穏な患者の拘束をせずに見守りをしたとき、その是非を一人の指導者の考えかたで指導できる時代ではもはやなくなりました。同様に、指導者が正解とすることを教え込む指導には無理があります。そのようなときには、私たち指導者はファシリテーターとなり、その経験に関わったメンバー、ときには多職種も交えてカンファレンスを開催します（図表3）。その目的は、正解を出すというより、個々に対話を通した気づきや学びを得、次の体験でさらなる学習をすることが優先されます。

図表3 カンファレンスの流れ

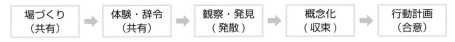

　ファシリテーターになったときの心構えは次の3つです。
・参加者の主体性を引き出す働きかけをする
・対話のプロセスを管理する
・テーマに対してさまざまな角度からトコトン考えられるよう働きかける

目標管理の視点で進める

創造的組織人を育成する

組織内教育は「投資」として位置づけられています。

たとえば、新人ナース30名の場合は外部講師料金20万円と新人ナースの人件費が約60万円、合わせて80万〜90万円の費用が掛かります。投資である限り、将来業績に反映されることが前提です。そのためには、明確な人材像と育成プランが必要です。

組織内教育の目的は、「キャリアビジョンとの整合性を見極め、組織目標達成に向けて個人目標や達成手段を主体的に選択し自立的に行動できる」創造的組織人の育成です（図表1）。そのためには目標管理*のプロセスを踏まえて、プリセプターシップを展開する必要があります。

図表1　創造的な組織人の育成

経営目標への参画度

```
                          高い
                           │
   ┌─────────────┐         │         ┌─────────────┐
   │ 創造的組織人   │         │         │  会社人間     │
   │（選択的な適応）│         │         │（過剰同調）   │
   └─────────────┘         │         └─────────────┘
低い ──────────────────────┼────────────────────── 高い  職場慣行への従属度
   ┌─────────────┐         │         ┌─────────────┐
   │ 疎外された人間 │         │         │ 指示待ち人間  │
   │（離職・不適応）│         │         │（仮の同調）   │
   └─────────────┘         │         └─────────────┘
                           │
                          低い
```

目標管理によるマネジメントプロセスの確認

（1）求められる課題の共有

マネジメントプロセスの最初の段階は、組織が使命を遂行するために抱えている課題の確認です。クリニカルラダーでは**図表2**のように新人に期待されている職務の目的、成果責任、業績指標、能力指標（期待するアビリティ、コンピテンシー）を「新人ナース育成モデル」としてあらかじめ示します。プリセプターシップはこれに従います。

（2）学習・指導の共同目標設定

キャリア開発とは、自己価値や強みを市場価値へと高め、キャリアビジョンを実現するためのプログラムです。提示された育成モデルをクリアすることが自己開発ニーズ*と整合することを確認します。

• 用語解説 •

目標管理（MBO）

P.ドラッカーによって推奨された管理の考えかたで、Management by objectives、略してよくMBOと呼ばれています。この管理方法は、「目標設定に至るまでのプロセスや目標設定の時代背景、目標を達成することで得られる組織内外の影響などをメンバー全体が理解し、確認できるような管理行動を起こす」ことで、メンバー自身に目標達成のための主体的行動を任せるものです。

ドラッカーの著書『現代の経営』では、「目標と自己統制」という章で、メンバーを目標設定へ参画させ、自己統制をさせていくことの必要性と重要性を強調しています。

• 用語解説 •

自己開発ニーズ

```
        ⇔自己開発
         ニーズ
    ╱╲    ╱╲
   企業  個人
   価値  価値
    現時点での
    市場価値
```

図表2 新人ナースの育成モデル

職務の目的	・患者に対し、医療チームの計画に沿った看護計画を立案して看護を提供することが期待される。最新の医療・個別化されたサービスを提供しようとする組織にナースとして学習成長することで貢献する
成果責任	1. チームの目標や方針に沿って実践できる 2. 自己成長目標を達成する 3. 業務を完全遂行する 4. チームとの協力関係を結ぶ
業績指標	1. 日常業務の90%を体験している 2. 三交代勤務についている
能力指標	・アビリティの取得率90% ・コンピテンシーレベル2～3、頻度4以上

コンピテンシー育成モデル

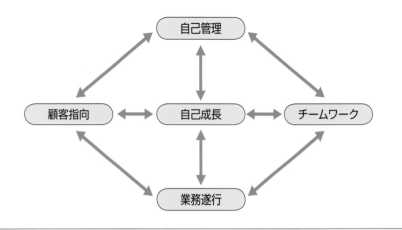

　具体的には、上司の提示するマスタープランやプリセプターの指導計画を提示し、新人に説明し調整を図ります。

(3) 個人目標の設定

　年間計画に対して新人ナース自身が1カ月ごとの短期目標を作成していきます。その際のサポートは、プリセプターが行います。

(4) 進行状況の確認と調整

　このプロセスは、コーチが週に1回のコーチングセッションを通じてサポートします。コーチが設定されていない場合には、プリセプターが行います。アソシエイトナースが実行している場合もあります。

(5) 評　価

　1カ月ごとの短期目標について毎月1回は評価をします。新人ナースの自己評価を尊重しながら、プリセプターによるフィードバックを加え、最終的な評価とします。

評価とフィードバック

評価か？　フィードバックか？

評価とフィードバック*には大きな相違があります。人材開発において「計画内容の優劣」は「評価」でもよいのですが、新人ナースの成長に関しては「フィードバック」という概念のほうが好ましいように思います。

目標管理とは、個々がもつ自己統制力を信じた管理法です。したがって、指導中は評価ではなくフィードバックのほうが理にかなっているといえます。

もともと「フィードバック」は「砲弾の着弾点が目標からどのくらいずれているかを射手に伝える行為」を意味する軍事用語でした。その方法には「○○センチ右にズレている」という伝えかたの客観的フィードバックと、「ほんの少しズレている」のような主観的フィードバックがあります。客観的フィードバックは受け手にとって比較的受け入れやすいものですが、主観的フィードバックは伝わりにくく、また抵抗を感じさせたり、疑問や混乱を起こしたりすることがあります。そうなると効果的に自己統制することは困難になります。そのため、能力の状態をアセスメントするためのリストは限りなく客観的に計測できるものを準備する必要があります。

事 例

食事援助の際のフィードバックと評価との相違
①フィードバック
　食事をスプーンに乗せ口に入れてあげていました。…YOU メッセージ（客観的事実）
　そのとき、患者さんの声のトーンや表情がイライラしているように見えました。…I メッセージ（主観的事実）
②評価
　食事援助は患者さんができない部分だけを援助はすればよいのですが、あなたは手を出し過ぎていました。

プリセプター活動における評価

新人ナースの主体的な成長を促す指導には、評価ではなくフィードバックが有効です。しかし、プリセプター活動全体がうまくいっているのか否かを大まかに把握することもたいせつです。その際には結論がわかりやすい評価のほうが効果的です。

用語解説

評価とフィードバック

「評価」を辞書で調べると下記のように説明されています。
①物の善悪・美醜などを考え、価値を定めること
②品物の値段を定めること。また、その値段
③物の値打ちを認めて褒めること

それに対して、「フィードバック」を辞書で調べると下記のように説明されています。
①入力と出力のあるシステムで、出力に応じて入力を変化させること。電気回路に多く使われる。帰還
②心理学・教育学で、行動や反応、結果を参考に修正し、より適切なものにしていく仕組み
③結果を原因に反映させて自動的に調節していくこと

フィードバックの目的は相手の成長を願って事実を伝えることです。
①YOU メッセージ（客観的事実）：見えたこと、聞こえたことの事実を映像で見せるように伝える
②I メッセージ（主観的事実）：相手が起こした行動によって自分がどのような影響を受けているかを伝える

プリセプター活動における評価の目的

①目標達成している点、していない点を発見する

②成功の要因、失敗の要因を洗い出し強化、修正の対策を練る

評価の対象分野

①新人ナースの業務遂行能力評価

アビリティチェックリスト、コンピテンシーチェックリストで新人ナースがどの程度仕事を実施することができるようになったか、成果を出せるようになったかを測定する

②目標難易度評価

目標の水準が不適切である、計画に無理がある、などがあると新人ナースの成長は望めない。新人ナース全体の能力評価を鑑みて、目標水準が適当かどうかを下記の3分類に分けて討議することがたいせつである

A（高すぎる目標）：努力しても達成は困難なレベル

B（標準目標）：少しの努力は必要だが十分達成できるレベル

C（低い目標）：特別な努力がなくても達成できるレベル

③指導実行率の評価

職務遂行能力は経験の回数がたいせつだが、さまざまな理由で公平に学習の場が与えられなかったり、指導者のフィードバックがなされなかったりという事態が発生する。定期的に経験回数のチェックリストやフィードバックシートで指導実行率の評価を行うことが重要

● 補足説明 ●

フィードバックの効果

①自分がとっている行動を客観視する機会となる

②自分のとっている行動が他者に与えている影響を知る機会となる

③好ましい行動をとり続ける動機、勇気づけとなる

④好ましくない行動を修正する動機づけとなる

🍬 アビリティチェックリストと使いかた 🍬 ● ● ● ● ●

　次ページのチェックリストは知識・技能・姿勢能力のチェックリストの例です。専門知識や一般知識は実際に仕事を経験する前にアセスメント*します。具体的には、後述するトレーニングフローにおける「準備する」の段階でそれを示します（教えかたの4段階➡104ページ）。技能は仕事を何度か経験してから測定します。まず、運動的技能をある程度修得してから知的技能へと進めます。

🍬 コンピテンシーチェックリストと作りかた・使いかた 🍬 ●●●

　58〜59ページはコンピテンシーチェックリストの例です。これは、すでに特定されたコンピテンシーディクショナリーから期待するレベルを抜き出して列挙したものです。チェックは新人ナース自身が行います。自己チェックに対して指導者が見たこと、感じたことをフィードバックすることも、ときには有用です。たとえば、「自己チェックの結果は平均で4ですね。ときおり○○していたことを見ていたので、私の予測に対してやや高い数字だなと感じています」という具合です。相手によっては受け入れにくいものに感じることがあるかもしれませんが、たいせつなことです。

● 用語解説 ●

アセスメント

　評価や査定の意味で使うこともありますが、コーチがクライアントの情報収集をするときにも使います。

　いずれにしても傾聴はしっかりすることがたいせつです。

アビリティチェックリストの作成例（点滴ルートの例）

注）その月の指導項目から外すものは■にしておく

技　能

運動的技能

【指示の確認ができる】
☐ 指示簿の確認ができる
☐ 処方箋と薬剤の確認ができる
☐ 患者の確認ができる

【準備ができる】
☐ 必要物品をそろえることができる

【手順に従い実施できる】
☐ 手洗いができる
☐ 清潔操作で実施できる
☐ 清潔の保持、維持ができる
☐ 手順に従いルートを組み立てられる
☐ 誤薬防止の手順を踏める
☐ アンプルカットができる
☐ 薬剤のミキシングができる
☐ シリンジの取り扱いができる
☐ 血管を選択できる
☐ く血を実施できる
☐ 血管内に針が留置されていることを確認できる
☐ 刺入部位の皮膚の消毒を実施できる
☐ ルート内に液を満たすことができる
☐ エア抜きができる
☐ 流量を調節できる
■ 輸液ポンプの操作ができる
☐ 針のテープ固定ができる
☐ 適切なルートの長さを選べる
☐ 輸液の高さの調節ができる
☐ ナースコールの説明と配置ができる
☐ 実施中の保温ができる
☐ 安全に抜針ができる
☐ 抜針後の止血の確認、針の始末ができる

【患者指導・説明ができる】
☐ 患者に点滴の必要性を説明できる
☐ 点滴施行前の指導ができる
☐ 点滴中の注意事項などが指導できる

【後片付け】
☐ 使用済み物品を安全に処理し破棄ができる

知的技能

【適切な工夫ができる】
☐ 病状に合わせてルートの部位が選択できる
☐ 適切なテープ、針の選択ができる
■ 患者に合った固定を実施できる
■ 苦痛の少ない抑制を実施できる
■ 点滴を持って動く方法を指導できる
■ 痛みを軽減する工夫ができる
■ 苦痛が少ない体位で実施できる
☐ 適切な消毒薬を選択できる
☐ 薬品に合った管理ができる
☐ 実施中の観察ができる
☐ 抜針後の観察ができる

【患者の説得ができる】
■ 抑制の必要性を納得させられる
☐ 患者に不安を与えないように注意事項を説明できる（感染などの）

【トラブルへの対処】
☐ 薬液の漏れに対処できる
☐ トラブル発生時に報告、指示受けができる
☐ 血液の逆流に対処できる

知　識

専門知識

【準備の知識】
- ☐ 必要物品を知っている
- ☐ テープや針の種類や規格の知識がある
- ☐ ルートの種類と目的の知識がある
- ☐ 消毒の目的と消毒薬の種類の知識がある

【実施の知識】
- ☐ 点滴の目的を理解している
- ☐ 清潔操作の手順を理解している
- ☐ 感染予防の知識がある
- ☐ ルート組み立ての手順を理解している
- ☐ 滴下速度の計算方法を理解している
- ■ 輸液ポンプ、シリンジポンプの使用方法を知っている
- ☐ 血管走行の知識がある
- ☐ 患者観察のポイントを知っている
- ☐ 汎用薬品の効果、おもな副作用とその臨床症状の知識がある
- ☐ 実施中の苦痛予測に関する知識がある
- ☐ 実施中の苦痛緩和に関する知識がある
- ☐ 皮膚の状態に合った適切なテープ選択の知識がある
- ☐ ミキシングの知識がある
- ☐ アンプルカットの方法、手順の知識がある
- ☐ テープ使用上の皮膚のかぶれに関する知識をもっている
- ☐ 安全確認の手順を知っている

【患者指導の知識】
- ☐ 実施前に必要な指導の内容を理解している
- ☐ 施行中に必要な指導の内容を理解している
- ☐ ナースコール設置の知識と使用に関する指導の知識がある
- ☐ 点滴中の患者の不安についての知識がある
- ☐ 患者が引き起こす危険を把握している

【手続きの知識】
- ☐ ミスが起きたときの報告、対処の手順を理解している
- ☐ トラブルの種類と対処の知識がある
- ☐ 記録、伝票類の処理の知識がある

【その他】
- ☐ 薬品管理の知識がある
- ■ 汎用輸液の成分の知識がある

一般知識

- ☐ 医療廃棄物に関する問題や社会の実情を理解している
- ■ 汎用輸液の成分の知識がある
- ■ 保険適用外の薬品、物品の知識がある
- ■ 主要薬品の価格を知っている
- ☐ 針・テープ類の価格を理解し、適切な使用と管理の必要性を理解している

姿勢・能力

- ☐ 安全に
- ☐ 患者の安静・安楽に配慮して
- ☐ ムダなく確実に
- ☐ 患者の不安を和げながら

新人ナースのコンピテンシーチェックリストの例

◎コンピテンシーチェックリストを作る手順
　①コンピテンシーディクショナリーを使用してこれまでの新人で期待以上の成果をあげたメンバーのレベルを特定する
　②コンピテンシーディクショナリーの行動例に基づき職場における具体的な行動をあげる

　　1…まったくそのような行動はない　　2…ときどきそのような行動をとらないことがある　　3…ときどきそのような行動をとる
　　4…いつもそのような行動をとる　　5…かなりそのような行動をとる

質問項目	回答欄
【業務遂行】	
1. 手順を守って安全に正確に仕事を進めている	1 － 2 － 3 － 4 － 5
2. 時間内に終了できるように優先順位や段取りを考えながら仕事をしている	1 － 2 － 3 － 4 － 5
3. 使ったものを定位置に戻すなど、共有物の整理整頓をして効率的に仕事をしている	1 － 2 － 3 － 4 － 5
4. 自分の仕事が終わると「何かできることはありますか」とチーム全体の仕事に目を向けて時間内に終わるよう実践している	1 － 2 － 3 － 4 － 5
5. 遅刻や突然の休暇などはなく、想定どおりの出勤をしている	1 － 2 － 3 － 4 － 5
【自己成長】	
1. できないこと、初めてのことは先輩に伝えてアドバイスを得て実施している	1 － 2 － 3 － 4 － 5
2. プリセプターと自己成長計画を作成して実践している	1 － 2 － 3 － 4 － 5
3. 知識、技術チェックリストでアセスメントをし、不足部分を補うよう実践している	1 － 2 － 3 － 4 － 5
4. わからないことは先輩に聞いて仕事を進めている	1 － 2 － 3 － 4 － 5
【目標設定】	
1. 患者の看護目標を立てて実践している	1 － 2 － 3 － 4 － 5
2. 1日の業務の量を確かめて計画を立てて実行している	1 － 2 － 3 － 4 － 5
3. 一つひとつの仕事に目標を設定して実践している	1 － 2 － 3 － 4 － 5
【コミュニケーション】	
1. ラベルを貼るなど簡単な内容ではあっても、業務改善の提案をしている	1 － 2 － 3 － 4 － 5
2. 危機管理の目標達成に貢献することを視野にインシデントレポートを提出している	1 － 2 － 3 － 4 － 5
3. 上司・先輩のアドバイスに質問をするなど主体的に向かい合っている	1 － 2 － 3 － 4 － 5
4. 注意を受けたことには謙虚にお詫びしている	1 － 2 － 3 － 4 － 5
5. 自分からにこやかにあいさつをしている	1 － 2 － 3 － 4 － 5
6. 同僚とも丁寧語で話している	1 － 2 － 3 － 4 － 5
7. 自分の正直な意見を伝えている	1 － 2 － 3 － 4 － 5
8. 仕事の事前報告・事後報告をしている	1 － 2 － 3 － 4 － 5
9. 指示を聞くときはメモを取って復唱して確認をしている	1 － 2 － 3 － 4 － 5

【顧客満足】	
1．ナースコールにはすぐ出ている	1－2－3－4－5
2．TPO をわきまえた言葉づかいをしている	1－2－3－4－5
3．ルールや周囲のアドバイスを取り入れて身だしなみを整えている	1－2－3－4－5
4．患者の不安を招かない表現で説明をしている	1－2－3－4－5
5．トイレ、エレベーターなどパブリックエリアでは私語は慎んでいる	1－2－3－4－5
6．初対面のとき、電話のときは必ずあいさつをして自分の名前を伝えている	1－2－3－4－5
7．入室時、ケアの前に必ずあいさつ、声掛けをしている	1－2－3－4－5
8．患者のプライバシーに配慮した手順を駆使している	1－2－3－4－5
9．声を掛けられたときは「ハイ」と返事をしてすぐ対応している	1－2－3－4－5
【自己完結力】	
1．時間内に終わらなくてもキッチリと仕事を完了させている	1－2－3－4－5
2．仕事が約束どおりに完結しないと気づくと対策を検討して完了させている	1－2－3－4－5
3．仕事の結果を振り返り、もっと良い方法がないか検討している	1－2－3－4－5

集計表	目標値	1回目	2回目	3回目	4回目
業務遂行					
自己成長					
目標設定					
コミュニケーション					
顧客満足					
自己完結力					

チェックリスト使用の手順

①コンピテンシーチェックリストを提示する
②組織側が期待する頻度をリクエストする
③新人に目標・方針を検討させる
④新人から提出された目標に対して水準・達成手段へのコーチをする
⑤最低4回（1カ月後、3カ月後、半年後、1年後）の自己評価を実施させる
⑥自己チェックの結果に対するフィードバックをする
⑦目標達成に向けての新たな行動方針を考えさせる

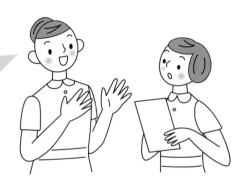

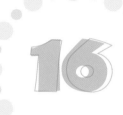

フィードバックとリフレクションの相違

サーファーの五十嵐カノアさんは、東京オリンピック TOKYO2020 で銀メダルに輝きましたが、彼は大変悔しそうでした。アナウンサーが解説者に「彼が悔しがっていることとは?」と問うと、「準備していた技を一つも使えず金メダルを逃したことでしょうね」とフィードバックをしました。アナウンサーは「良い波が来なかったということですか?」と結果が出なかった原因を環境に置きました。すると解説者は間髪入れずに「サーフィンはそもそも自然が生み出す波を利用して競う競技です。成果が出なかった原因を環境要件に置いているような選手だったらそもそもオリンピック選手に選ばれるまでには至っていないでしょう」と返答しました。そして「今回、技を上手く切り替えられなかった要因を振り返れるか否かがカノアくんの課題でしょう」と解説しました。

そもそも振り返りには、「できた・できない」の表面的なレベルから行動にブレーキをかけている価値観にまで深く掘り下げる 4 レベルがあります（図表1）。

図表1 振り返りの 4 レベル

振り返る対象	・振り返ることで得られるもの
結果	・結果の評価 ・自己の学びに直接はつながらない
他者・環境	・環境や他者の課題に集中する ・自分の関わりに視点がないので自己の成長はない
自分の行動	・自分の行動を振り返る ・次にとるべき行動が見えてくる
自分の内面	・行動の前提になる価値観に目を向けている ・行動にブレーキをかけている価値観に気づける

出典：熊平美香著. リフレクション〜自分とチームの成長を加速させる内省の技術. ディスカヴァー・トゥエンティワン. p.77〜80 をもとに筆者作図

シングルループ学習とダブルループ学習 （図表2）

ここで興味深いのは「技をうまく切り替えられなかった理由」、つまり切り替えたい行動にブレーキをかけた「自分の内側にある価値観」に言及しているところです。

C・アージリス（ハーバード大学教授）は、既存の枠組みや考えかたなど、前提となる条件そのものを問い直す学習プロセス「ダブルループ学習」を提唱しています。

（1）シングルループ学習とは

PDCA サイクルのように過去の学習や成功体験を通して獲得した考えかたや行動の枠組みに則って問題解決を図るフレームワーク⇒改善

（2）ダブルループ学習とは

設定されている目標に妥当性があるか、進むべき方向性は正しいのか自分の価値観は今のままで良いのかと前提をクリティカルに問い直して物の見かたをアップデートするフレームワーク⇒変革

フィードバックは PDCA のフレームワークの中で行動変容を目的に活用されます。リフレクションは、行動の背景となる価値観のアップデートを目的にしています。シングルループ学習とダブルループ学習に照らして理解を深めてください。

図表 2 シングルループ学習とダブルループ学習

ここまで説明してきた内容に関連して、第 3 章 18（➡ 178 ページ）ではダブルループ学習の進めかたを紹介していますので参考にしてください。

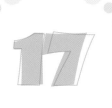

管理者によるマスタープラン

技能特性を考慮した指導の進めかた

こんな例があります。手術室の新人ナースから「7月までの目標である外回り業務をマスターできていない」と報告がありました。よく聞いてみると2年目のナースでさえも「器械出しよりも外回りは難しい」と感じていました。ここで気づかねばならないことは、仕事と技能特性を踏まえた指導の重要性です。図表1のように運動的技能の割合が多い仕事、つまり「直接介助」をマスターさせてから知的技能の割合が多い仕事、すなわち「間接介助」へと指導の段階を経る必要があります。

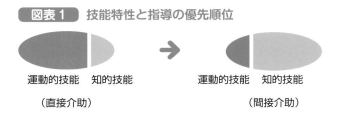

図表1 技能特性と指導の優先順位

運動的技能　知的技能
（直接介助）

運動的技能　知的技能
（間接介助）

段階的育成計画（マスタープラン）の立案

プリセプターシップにおける指導は、行き当たりばったりに仕事を与え指導するのではなく、仕事の技能特性を踏まえた意図的なものでなければなりません。たとえば、注射業務にしても図表2のような計画を作成し、段階的に経験をさせて指導します。

ただし、看護の仕事は状況によって同じ仕事でも知的技能の割合に変動が起きます。おむつ交換にしても、整形外科的疾患をもっている患者さんであれば知的技能の割合は高くなり、仕事のレベルは上がります。

そのために「どのような状況の患者さん」か、あるいは「薬品か？」「機械か？」などにより到達レベルを分ける必要があります。いくつの段階に分けるかは部署ごとの事情により決定します。「排泄介助」を4つの段階で育てていく場合を想定すると、図表3のようになります。このような資料は1冊にまとめ、運営のルールブックとして共有します。この部分は管理者の責任範囲です。

図表2 業務の技能特性とマスタープランの例

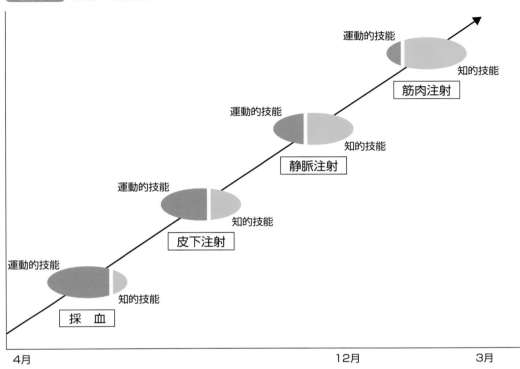

図表3 「排泄介助」マスタープランの例

段　階／業務内容	仕事内容	仕事のレベル
1 期指導	・坐薬、下剤の投与 ・歩行トイレ介助、ポータブルトイレ介助 ・床上排泄	医師や先輩の指示に従う 術後の患者
2 期指導	・ストーマ漏れの対処 ・ポータブルトイレ介助 ・おむつ交換 ・導尿 ・メンタ湿布	ADL が低く整形外科的疾患 がある女性
3 期指導 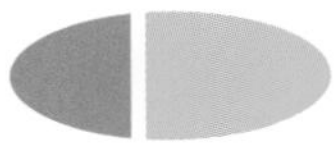	・導尿 ・摘便 ・圧迫排尿 ・バルーン挿入 ・浣腸	男性
4 期指導 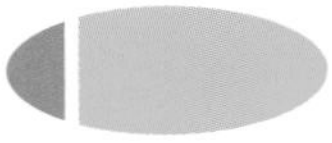	・ストーマ管理 ・排便コントロール	

業務分類表の活用のしかた

　マスタープランを作成する前に、仕事の分類表を作り、仕事を整理する必要があります（図表4）。

　「機能別仕事」とは役割機能別で仕事を区分したもののなかで最も大きなとらえかたです。そのなかの、「ベッドサイドケア」を急性期内科系、外科系などとさらに分類をしたものを「系列仕事」と呼びます。共通性のあるものは基礎ケアとしてくくってもよいでしょう。それをさらに清潔業務や排泄介助、食事サービスなどのような大きさまでブレイクダウン（細分化）したものを「単位仕事」と呼びます。さらにそれをマニュアルごとの大きさまで分解したものが「まとまり仕事」と呼ぶものです。新人育成のマスタープランでは、この大きさのものを前述の考えかたで並べ替えて使うと、最も進めやすくなります。

図表 4 業務分類表の例

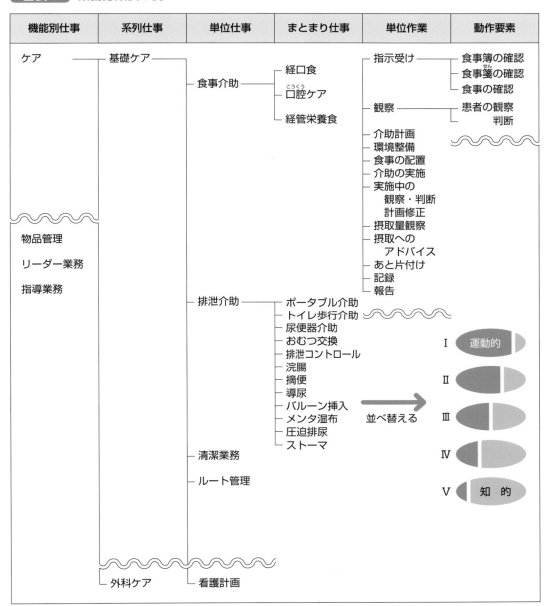

機能別仕事	系列仕事	単位仕事	まとまり仕事	単位作業	動作要素
ケア	基礎ケア	食事介助	経口食 口腔ケア 経管栄養食	指示受け 観察	食事簿の確認 食事箋の確認 食事の確認 患者の観察 判断
				介助計画 環境整備 食事の配置 介助の実施 実施中の 　観察・判断 　計画修正 摂取量観察 摂取への 　アドバイス あと片付け 記録 報告	
物品管理 リーダー業務 指導業務		排泄介助	ポータブル介助 トイレ歩行介助 尿便器介助 おむつ交換 排泄コントロール 浣腸 摘便 導尿 バルーン挿入 メンタ湿布 圧迫排尿 ストーマ	並べ替える	Ⅰ 運動的 Ⅱ Ⅲ Ⅳ Ⅴ 知 的
		清潔業務			
		ルート管理			
	外科ケア	看護計画			

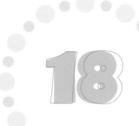

指導実施計画書の作成

指導実施計画書（アローチャート）の重要性

　管理者から示されたマスタープランは、新人ナースにどのような仕事から教えたらよいかを判断する基準となるものです。これにより職場全体が新人ナースへの仕事の与えかたの統制をとるのですから、マスタープランはたいへん重要です。ただし、マスタープランだけでは、どのようなタイミングで次へ進めるのか、あるいは全体の進行状況をどう調整するのか目安がわからないので、新人のあいだに進展の大きな差が生じかねません。そこで全体の進展を調整するための実行計画書が必要になります。それがアローチャート（図表1）です。アローチャートの大もとになったのはガントチャート*です。

アローチャートの作成のしかた

　「アロー」とは「矢」を意味します。図表1の「↔」は、それぞれの「まとまり仕事」における指導の開始日と終了日の期間を示しています。この期間はマンツーマンで手順や判断の基準を習得させる重要な時期となります。

> **アローチャート作成の手順**
> ① アローチャートは「1部署 –1資格 –1表」が基準
> ② 縦軸に「単位仕事」、横軸に「日付」を取ったます目を作る
> ③ あらかじめ経験回数標準値（図表2）を準備して指導期間決定の目安を作る
> ④ ②と③がそろったらマスタープランに沿ってタイムテーブルにまとまり仕事の指導時期と期間を決定してプロットしていく
> ⑤ 到達レベルの異なる同じまとまり仕事がある場合は、Ⅰ、Ⅱ、Ⅲ……などのようにステップを記載するとわかりやすくなる

経験回数標準値の作成のしかた

　経験回数標準値とは、おもに運動的技能や初歩的な知的技能をマンツーマンで手取り足取り指導する回数を意味します。仕事ごとにその回数は異なりますが、あえて個別の回数を設定せずに「すべて○回はマンツーマンで指導する」と決めているところもあります。前述したアローチャートは、ここで示す回数をどのくらいの期間に終了させるかを示しています（図表2）。

◆ 用語解説 ◆

ガントチャート

　ガントチャートは、科学的管理法で名高いテイラーの弟子「ガント（Gantt）」という人名に由来します。

　普通、ガントチャートでは、図の横軸が日付あるいは時刻で、図の左端に作業項目が書かれています。そして作業項目をどのようにクリアしていくかを、矢印で記述していく、日程表のようなものとされています。しかし、もともとガントが考えたガントチャートは、横軸の日付を1日の幅にして生産能力を表すようにしたという説があります。また縦軸には、作業者や作業部署などをもってきて、作業者や作業部署が、順次作業をこなしていく作業項目を日付に沿って設定し、記入していきます。これを見れば、各作業者が何をいつ作業するかがわかるようになるはずです。たしかに、そのようになっていれば、だれが、あるいはどの部署がどの程度早く成果を出しているかが比較できます。

図表1 年間指導実施計画書（アローチャート）

年度　**新人ナース年間教育計画表**

病棟名：

新人ナース名：

	管理者
	作成者

分類	4月	5月	6月	7月	8月	9月	10月	11月	12月	1月	2月	3月
排泄介助	ポータブル介助　　床上排泄 おむつ交換　　（I〜Ⅲ） 坐薬　　摘便 尿器・便器　　浣腸I　　浣腸Ⅱ　　排泄コントロール ストーマI　　ストーマⅡ 導尿											

図表2 経験回数標準値

業務内容	到達レベル	目標値	新人の感想	指導者からのフィードバック	備考
事例 清拭業務（せいしき）	①タオル清拭の手順を踏まえられる ②皮膚観察の際に異変を見つけられる	学生時	2回、清拭の補助と着替えの手伝いをした。		
		3回	①時間内に終了するために焦ってしまい患者さんに声掛けなどができなかった。	手順に従って仕事を進めていた。着替えた服をきれいに片付けていた。開始、終了時の声掛けはしていたが、実施することに集中していて実施中の声掛けはできなかった。	時間内に終わらないときには手伝うことを約束する。
			②実施中の声掛けは意識してしたが、ドギマギして不自然になったように思う。	手順に従って正確に進めていた。声掛けにも気を配っていたが、患者さんが手をあげているときに声を掛ける、質問があいまいなど、会話がぎくしゃくした。	モデリングとなり声掛けのレパートリーを増やす。
			③先輩の声の掛けかたを再度見せていただいたのでまねをしながら進めた。患者さんが笑顔で話し掛けてくれたことがうれしかった。	患者さんから声を掛けられると顔を見て返事をするなど、余裕が出てきた。お湯加減などはいっしょに考えた。	個別性に向けて課題をレベルアップする。
		学生時			
		①			
		②			

アローチャート活用の注意点

　症例数が限られ新人全員に十分な業務経験回数を提供できない場合には、職場全体に協力を求めることになります。新人を別のグループに派遣して技能を経験させることもあります。そのため、アローチャートは職場全体で共有できる場所に掲示します。プリセプターも職場全体に協力を求めていく必要があります。また、職場のメンバーも定期的にアローチャートを確認し、どのような協力を求められているかを確認する姿勢が重要です。

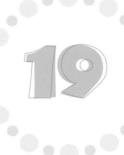

個人能力のアセスメントとキャリア台帳

個別計画のための能力アセスメント

　学生時代に経験したこと、習得したことを尊重して継続させることがたいせつです。

　そのためには入職時に能力アセスメントをし「ムダがない。モレがない」指導計画へとつなげます。

図表1 個人台帳の作りかたと活用

	業務内容		アセスメント・目標・評価		
清潔業務	洗髪 到達レベル4	学生実習	回数　　　0回　　　1回　　　2回　　　③3回以上		
			仕事の内容　　　オペ後の患者 　　　　　　　　コミュニケーションが取れる患者		
			備考　　　　　　バックシャンプー以外は経験なし		
			到達目標	到達レベル	フィードバック・感想
		研修前期		2	
		研修中期		3	
		研修後期		4	
	ベッドバス 到達レベル4	学生実習	回数　　　0回　　　1回　　　②2回　　　3回以上		
			仕事の内容		
			備考		
			到達目標	到達レベル	フィードバック・感想
		研修1回		2	
		研修2回		2	
		研修中期		3	
		研修後期		4	

継続的人材育成のためのキャリア台帳

どのような技術も臨床のあらゆるケースで活用できるようになるには、経験つまり時間が必要です。研修期間ではレベル1で終わることも多いものです。ことによると運が悪くレベル1をクリアできないかもしれません。

未経験の仕事を抱えたまま異動になった場合に、周囲に気づいてもらえず指導を受けられず、インシデントを出してしまうことが過去にはありました。

そのようなことをなくすためには個人台帳・キャリア台帳（図表1、2）を作り、未経験なことは経験年数が長かろうが一度は指導を受けられるようにします。

図表2 キャリア台帳の例

業務内容	技術内容	責任者 ㊉ 勤務場所1 消化器内科	責任者 ㊉ 勤務場所2 整形外科	責任者 ㊉ 勤務場所3 ICU
清潔業務	着替え	レベル5 ルート装着○	ギプス○	
	シャワー浴	レベル5 創傷○	ギプス○	
	洗髪	レベル5		
	ベッドバス	レベル4	レベル5	
	機械浴		レベル4	
注射業務	採血	レベル5		
	ルート管理	レベル3		レベル5

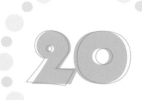

個別のスケジュール管理

月間週間計画の重要性

　マスタープランやアローチャートができあがれば新人を迎え入れるための計画は八割方できあがったといえます。しかし、新人ナースが担当する患者さんの状況により、計画を微妙に調整する必要が出てきます。たとえば、口腔ケアをマスターする時期にありながらそのようなケースを担当する機会に恵まれない場合、受け持ち外の患者さんやチーム外の先輩に協力を依頼してスケジュールに追いついていく、などの手配をします。月間週間計画表がない場合には、そのような状態になっていることに気づかずに長い期間を送ってしまうことがあります。

　新人看護職員研修の完全ローテーション制では新人ナースの所属を決定せずに各部署をローテーションします。ローテーションのしかたによっては、どの部署で何をどのレベルまで経験してきたかなど、時期や到達レベルがアローチャートからズレたり指導が抜け落ちたりしやすくなります。そのため、これから示す月間週間計画表は、より重要になるものと思われます。

月間週間計画表の作成

　縦軸に週単位の時間軸を取り、横軸に指導内容を取ったます目を作ります（図表1）。この月間週間計画表は、原則1人の新人に対して1枚を作成し、1〜3週間の間隔で更新していきます。記号をルール化して全体で共有すると、シンプルで使いやすいものになります。

図表1 月間週間計画表例

4月の指導計画　　　　　　　　　　　　　　　　作成：　　年　　月　　日

週・日 ＼ 項　目	チェック欄	指導業務	指導内容	到達レベル
第1週目 　日〜　　日		・記録用紙の確認 ・ベッドメイキング ・口腔ケア ・おむつ交換 ・与薬 　　：	・種類の確認 ・患者への説明 　　： 　　：	・手順の習得 ・基本型の習得 ・入れ歯の患者の手順 ・薬効説明ナシ
第2週目 　日〜　　日		・清拭 ・ポータブルトイレ介助 　　：		・手順の習得 ・ADLの高い患者
第3週目		・シャワー介助 ・ルートの組み立て	・よく起きるトラブルの理解	・手術後の患者 ・ミキシングなし

記号の例

下　線：受け持ち以外の患者さんで経験をする予定の業務

囲　み：予定から遅れている業務

網掛け：ローテーションなどの都合により、予定変更して指導

作成と活用

①月と週、日付欄に記入する

②アローチャートから①の期間内に指導すべき業務をチョイスする

③前週までに予定どおり終了していない項目をチェックし、予定に入れる

④受け持ち患者さんで経験できない項目はないかチェックし、ある場合には下線を入れる

⑤準夜勤務、深夜勤務帯で初めてかかわる業務が出ていないかをチェックし、あれば網掛けマークを入れて日勤帯で指導する計画を立てる

⑥指導内容には特に注意するべき内容を記入する

⑦到達レベルには担当する患者さんの状態などを記入する

⑧チェック欄には経験した日付を記入するようにする

ペア勤務表の作成

　ペア勤務表とは、プリセプターがいっしょの勤務帯ではないときの指導者をあらかじめ決定しておくためのものです。**図表2**はペア勤務表の作成例ですが、普段の勤務表を使い代行した責任者に印を付けておく程度でも十分です。代行指導者は月間週間計画表を確認し、それに沿って指導を展開します。

図表2 ペア勤務表例

4月の勤務表

（新人の勤務時間帯に○を記入する。自分の時間帯はマーカーで塗りつぶしてください。時間帯が著しく異なり指導にならない場合は、師長に相談してみましょう）

勤務時間帯	日　勤 Am.　時～Pm.　時		準夜勤 Pm.　時～Pm.　時		深夜勤 Pm.　時～Am.　時	
日（曜日）	指導者	新人	指導者	新人	指導者	新人
1（日）						
2（月）						
3（火）		オリエンテーション				
4（水）						
5（木）						
6（金）						
7（土）						
8（日）						
9（月）						
10（火）						
11（水）	Aさん					
12（木）	Bさん					
（　）	Aさん					
（　）	Cさん					

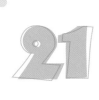

臨床研修日報の作成

日計・日報を書く

　看護計画が必要なように指導にも日計・日報を作成することは体験学習の効果性を高めるために不可欠です。日計と日報の例（図表1）と記入上の注意は次のようになります。

(1) 仕事にとりかかる前

　①日報は毎日、当日の指導者とともに記入する

　②「本日の目標」は、前日に指導者への1日の報告をした後に立案する

　④本日の指導者に「本日の目標」を伝え、患者さんの状況に応じて計画の修正をする

　⑤本日の仕事の内容と各仕事時の指導者を確認し、記入する

　⑥指導者からフィードバックを受ける時間の約束をし、記入する

(2) 昼休みに入る前のフィードバック

　①指導者からのフィードバック内容を記載してもらう

　②自己の振り返りを記入する

(3) 仕事終了時

　①1日の体験を報告し、フィードバックの内容を記載してもらう

　②目標になっていたことについて自己の振り返りを記入する

　③明日の学習目標を立案する

(4) 注意事項

　①振り返りは15分以内に記入することとする

　②振り返りの記載事項は箇条書きで書く

　③文字数は150文字を超えない

図表 1 臨床研修日報の書きかた例

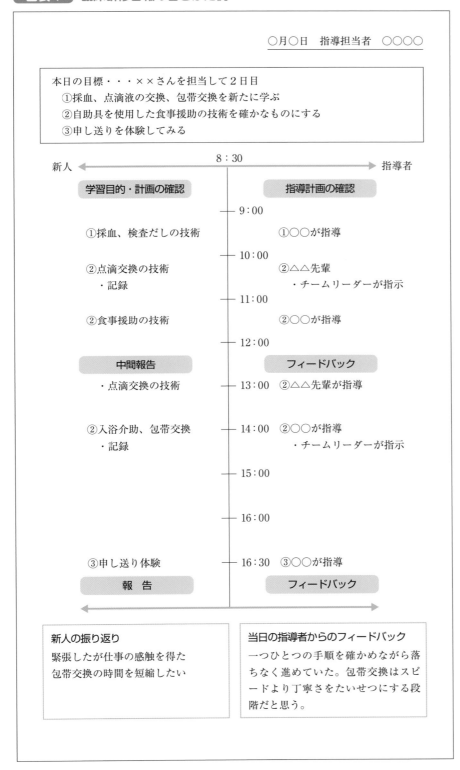

○月○日　指導担当者　○○○○

本日の目標・・・××さんを担当して2日目
　①採血、点滴液の交換、包帯交換を新たに学ぶ
　②自助具を使用した食事援助の技術を確かなものにする
　③申し送りを体験してみる

新人　←　　　　8：30　　　　→　指導者

学習目的・計画の確認		指導計画の確認

— 9：00

①採血、検査だしの技術　　　　　①○○が指導

— 10：00

②点滴交換の技術　　　　　　　　②△△先輩
　・記録　　　　　　　　　　　　　・チームリーダーが指示

— 11：00

②食事援助の技術　　　　　　　　②○○が指導

— 12：00

中間報告		フィードバック

・点滴交換の技術　　　　— 13：00　②△△先輩が指導

②入浴介助、包帯交換　　— 14：00　②○○が指導
　・記録　　　　　　　　　　　　　　・チームリーダーが指示

— 15：00

— 16：00

③申し送り体験　　　　　— 16：30　③○○が指導

報　告		フィードバック

新人の振り返り
緊張したが仕事の感触を得た
包帯交換の時間を短縮したい

当日の指導者からのフィードバック
一つひとつの手順を確かめながら落ちなく進めていた。包帯交換はスピードより丁寧さをたいせつにする段階だと思う。

73

良いペアを育てる

ペアリングの視点

人は感情をもち、また考えかたはつねに変化しています。したがって「完璧なペアリングを」ではなく、「リスクが低いペアリングを考え、良いペアに育てる」との考えかたがたいせつです。

リスクの低いペアリング
①プリセプターはプリセプティに対して指導者として妥当な国家資格をもっている
　※看護師の新人には看護師の資格をもつ者をプリセプターにしている（准看護師ではない）
②プリセプターはプリセプティと資格取得の過程が同じである
③プリセプターとプリセプティは同性である
④プリセプターはプリセプティより経験年数が長く、かつ世代格差が少ない
⑤プリセプターとプリセプティは親戚関係、ご近所関係、同級生などプライベートな面で過去に関係がない
⑥プリセプターはフルタイムの正職員である

6項目はそれぞれにそれなりの対策を立てれば、当然リスクを避けることはできます。特に③はセクハラ防止の予備知識さえあれば大丈夫です。看護職の場合に注意すべきは逆セクハラです。「あなたは男だからほかの子と同じにはいかない」などの発言はセクハラに発展する恐れがある言動です。今や「男性の入浴介助は男性で」との考えかたが広まっています。

良いペアに成長する

良いペアというのは「問題が起きないペア」なのではなく、「問題を双方の力で克服できるペア」のことなのだと思います。プリセプターシップにおいて双方に問題はないが組み合わせが悪いことからギクシャクすると感じるケースにはどのような場面があるのでしょうか。筆者がよく耳にすることを下記に列挙してみます。

• 会話がかみ合わない

• 思っていることを伝えられない

• 個性が承認されない

- 目指す看護のイメージを共有できない
- プリセプティの学習スタイルにプリセプターがコントロールされる

　このような内容が特に多いように思います。お気づきだと思いますが、どれもこれもよく起きがちな人間関係上の悩みです。ですから、プリセプターになるということは、良きマネジャーへ成長することを目的に学習をするチャンスを与えられたことだといえます。

プリセプターの成長モデル

　プリセプターシップにおいては、プリセプティだけではなくプリセプターも成長することを求められています。そのためにプリセプターとしての理想像も成長もあらかじめ示されている必要があります（図表1）。プリセプター自身がそのモデルに近づけるようさまざまな教育研修に参加したり、実践的な指導を受けたりします。もちろんプリセプターに求められるコンピテンシーも確認し、目標を掲げて成長に励む必要があります（次ページのチェックリスト）。

図表1 プリセプターの成長モデル

職務の目的	・患者に安全で快適な看護サービスを提供できるチームづくりのために、新人の能力開発を効率よく確実に行う ・新人ナースがキャリアビジョンを明確にし、主体的に自己成長プログラムに取り組めるようコーチをする
期待される役割	1. 集合教育の担当者と連携した新人育成計画を立案する 2. 新人に実践の機会を提供し指導する 3. 新人の提供する看護サービスの安全性を補佐する 4. カンファレンスを開き、知的技能の成長をサポートする 5. 新人のキャリアアップのプロセスにおける支援者としてアドバイスをする 6. チームメンバーと育成計画の共有をし、協力関係を結ぶ 7. 指導者としてのキャリア開発プランを立て実践する
業績指標	・規定の業務について手順をマスターさせられる ・プリセプターのコンピテンシーチェックの頻度4を獲得する

コンピテンシー成長モデル

```
                        自己成長
                ↗     ↑     ↖
        業務遂行力 ←→ 指導力 ←→ 顧客指向
                ↘     ↑     ↙
                       チームワーク
```

プリセプターのコンピテンシーチェックリスト

1…まったくそのような行動をとらない　　2…ときどきそのような行動をとる　　3…しばしばそのような行動をとる
4…ほぼいつもそのような行動をとる　　5…いつもそのような行動をとる

事　例	回答欄
【業務遂行】	
1.　仕事の目的を把握して柔軟に達成方法を提案している	1－2－3－4－5
2.　目標達成のための課題が自己能力の限界を超えているときには、周囲に働き掛けて援助を受けながら成果を出している	1－2－3－4－5
3.　仕事の達成基準を設けて、時間、コスト管理をしながら仕事を完結させようと実践している	1－2－3－4－5
【コミュニケーション】	
1.　他者理解、自己理解などのコミュニケーションのベースとなる理論を学習して、個別性を認めた接しかたを実践している	1－2－3－4－5
2.　人間関係に葛藤が起きたときにも、人格否定することなく、自分の考えを伝えようとアサーティブに実践している	1－2－3－4－5
3.　相手の傾向にレッテルを貼ることなく、その傾向を「強み」としてとらえて接している	1－2－3－4－5
【チームワーク】	
1.　ほかのメンバーに問題が発生していることに気づいたときには、チーム目標に対する影響力を検討して援助を申し出ている	1－2－3－4－5
2.　チーム全体の仕事の進捗状況に気づき、自分の課題を見つけて行動調整している	1－2－3－4－5
3.　マニュアルの遵守など、お互いに協力関係を維持するためのルールを理解して取り組んでいる	1－2－3－4－5
【顧客指向】	
1.　多忙を極めているときでも相手に忙しさを感じさせない自分なりの接しかたを駆使してサービスを提供している	1－2－3－4－5
2.　患者からのクレームが生じたときなども、状況から逃げずに問題解決のために上司、先輩の力を借りて対処している	1－2－3－4－5
3.　インフォームドコンセントの基本など、患者の権利保障に基づいたサービスを提供するために知識や経験を駆使している	1－2－3－4－5
【育成能力】	
1.　新人の経験や知識の範囲で理解できるような説明の方法を考えるなど、相手に伝わる説明を工夫している	1－2－3－4－5
2.　受け持ち新人に限らず、新人が1人で仕事をしているときには、どのような状況かを確かめるべく声を掛けている	1－2－3－4－5
3.　学習者と学習のゴールを確認しながら、こまめなフィードバックをしている	1－2－3－4－5
【自己成長】	
1.　キャリアビジョンをもち、キャリア開発のための行動計画を実践している	1－2－3－4－5
2.　ビジョン実現のために、仕事の経験の場を自分から確保している	1－2－3－4－5
3.　自分から積極的に周囲にフィードバックを求めている	1－2－3－4－5

チェックリスト

新人や後輩のやる気を奪う指導者の態度

チェック項目が多いほど、新人や後輩のやる気を奪っています。注意しましょう。

やる気を奪う指導者の態度
☐ 指導していることがうまくできないと、ため息をつく
☐ 正面から注意や説明をせず、イヤミを言ったり、他人に本音を伝えさせる
☐ 失敗に対して責めるばかりで、解決の糸口を示さない
☐ 失敗を大げさに騒ぎ立てたり、始末書を書かせるのが指導だと勘違いしている
☐ 新人に対して異常に厳格な態度で接し、他の後輩に対するときと落差が大きい
☐ つねに「命令です」と言って指示をしたり、無表情で威圧的な態度で指導する
☐ 感情を露骨に表現し、その日の気分で指導態度が違う
☐ 指導するのがいかにも面倒だという素振りをしたり「面倒くさい」と言う
☐ 報告を聞くとき、鉛筆で机をたたきながらイライラした態度をとる
☐ 新人があいさつをしても無視したり、新人の話に相づちや返事をしない
☐ 他人に厳しく、自分に甘い
☐ 「何度言ったら覚えるの」とか、質問をされると「そんなことも知らないの」と言う
☐ 「まぁだ終わらないの」と仕事が遅いことを責め立てる
☐ 「それで？」「だから何？」と質問攻めにしたり、挑戦的な聞きかたをする
☐ 忘れたころに、まとめて指導する
☐ 指導の内容に一貫性がまったくなく、そのときどきで言うことが違う
☐ 理論的に筋の通った説明がなく、ただ「次はこれやって」という指導を繰り返す
☐ 相手によって態度が違い、不公平感を与える
☐ 相手の考えや意見を受け入れず、一方的に自分の意見を押しつける
☐ 何がわからないのかを、いっしょに把握しようとしない
☐ 「自分でするほうが早いから」と言って全部してしまう
☐ 決して褒めようとしない
☐ 一部分の手直しで済むような間違いでも、初めからやり直しさせる
☐ 患者や人前で平気でしかり、恥をかかせる
☐ 派閥をつくって誘う
☐ 「どうせ私は辞めるからいいけど……」と言って投げやりな勤務態度をとる

2

指導者としてのスキルを高める

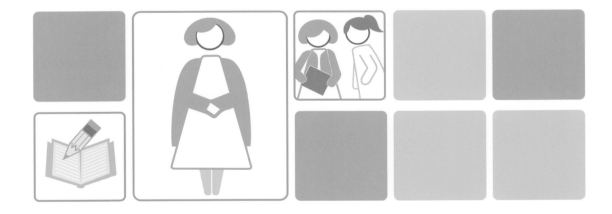

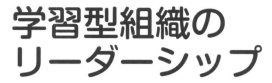

学習型組織の リーダーシップ

学習型組織の重要性、学習型組織におけるリーダーシップのありかたを考えるときに、筆者はある看護師の体験談を思い出します。

● 体験談 ●

回復期病棟でポータブルトイレの置き場所のことでクレームが発生した。問題解決の話し合いで先輩看護師が行きづまっていた。そのとき、新人看護師から「いつも疑問に思っていたのですが、回復期なのでポータブルトイレではなくトイレ誘導にした方がよいのではと」との意見が出た。

先輩たちは「確かにそうね。取り組んでみましょう」とトイレ誘導に切り替えた。その結果、患者の ADL 向上、ポータブル洗浄の手間解消など、生産性が著しく向上した。

このチームには、学習型組織の要件*や心理的安全性の 4 要因（図表 1）が全て整っていたようです。

---- 用語解説 ----

学習型組織の要件

1) メンバーの高い目標達成への意欲が高い
2) 社会の環境変化にうまく対応しようと挑戦や実践から学び合っている
3) 自分の考えや気持ちを率直に伝えても大丈夫という職場文化・信念が根づいている
4) お互いの相違（強み）にリスペクトしている

図表1 心理的安全性の 4 因子チェックリスト

因　子	Check	内　　容
話しやすさ（何を言っても大丈夫）		皆が同じ方向を向いて「これだ！」となっているとき、それでも反対意見があれば、それをシェアすることができる雰囲気があるか？
		「問題」や「リスク」に気づいた瞬間・感じたときに声を挙げられるチームか？
		知らないことや、わからないことがあるとき、それをフラットに尋ねられるか？
助け合い（困ったときにはお互い様）		問題が起きたとき、人を責めるのではなく、建設的に解決策を考える雰囲気があるか？
		チームリーダーやメンバーは、いつでも相談にのってくれるか？
		このチームは減点主義ではなく、加点主義か？
挑戦（とりあえずやってみよう）		このチームでは、チャレンジ・挑戦することが損ではなく、得なことだと思えるか？
		前例や実績がないものでも、取り入れることができるか？
		多少非現実的でも、面白いアイデアを思いついたら、チームで共有してみよう・やってみようと思えるか？
新奇歓迎（異能、どんと来い）		役割に応じて、強みや個性を発揮することを歓迎されていると感じるか？
		常識にとらわれず、さまざまな視点やものの観方を持ち込むことが歓迎されているか？
		目立つことも、このチームではリスクではないと思えるか？

出典：石井遼介. 心理的安全性のつくりかた. 日本マネジメント協会マネジメントセンター. p.48〜57 を筆者作図

🌸 ４つの組織タイプ（図表2）

（１）キツイ職場の問題点

　患者やチームのために行っても叱られたり、罰を与えられる職場では必要な行動をとらなくなります。たとえば次のような事例があります。

　11時から3時間の予定で胃瘻の滴下を開始する。準備が整い次第先輩に確認してもらう予定だった。が、その前にバイタルCheckで回っているときに患者からトイレのナースコール、点滴漏れに伴う痛みの訴えがあり、対処等々に追われて15分ほどズレ込んだ。先輩から「優先順位を考えてね」と指摘された。患者のトイレのコールに「少し待ってくださいね」と待たせる手段しか思い当たらず、戸惑った。

　優先順位を考えさせることはたいせつなことですが、新人の患者への思いに耳を傾けることなく、スケジュール管理ができていないことを責めるのでは患者中心のサービス行動は消失します。

（２）ヌルイ職場の問題点

　一方で「人員不足なのだから時間通りに行かないのはあなたのせいじゃないよ」と慰めてくれる職場は、居心地は良いでしょう。しかし、それでは「仕事を通したやりがい感」「メンバーの成長」は得られません。

（３）サムイ職場の問題点

　新人が行ったことは新人の責任と、問題を感じていても指導はしない。「新人も国家資格をもつ看護師。自分で責任を取るべき」と、見て見ぬふりを決め込む危険な職場です。

図表2　４つの組織タイプ

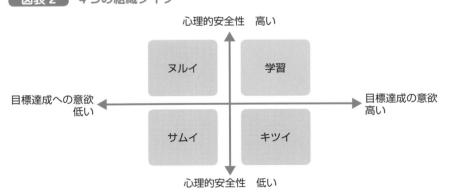

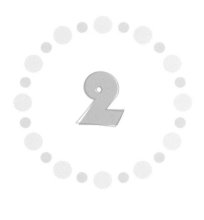

人の成長と成功を左右する要因

● 人の成長と職場環境 ●●● ● ●● ●● ● ●● ●●

　指導する新人ナースの行動が期待どおりであるか否かは、新人ナース自身の素質能力と新人ナースが置かれている環境要因の相乗関係によるものである、と述べたのはクルト・レビン（米国／社会心理学者「グループダイナミクス*」の祖）です。

$$B = \int \ (P \cdot E)$$

B（behavior）：行動
P（person）：人材の能力
E（environment）：職場環境

　E（environment）：職場環境としては**図表1**の7項目が特に重要だといわれています。

● キャリアビジョンとキャリアデザイン ●●● ● ● ● ●●

　ビジョンには「職場のビジョン」と「個人のキャリアビジョン」があります。

　キャリア（Career）とは「自己価値を活かして一生を通じて取り組む仕事をもち、その取り組みの過程から成長を得ている人」です。「自己価値」

図表1 集団の成長と個人の成長

要　素	業績達成	メンバーの成長
1. キャリアビジョン（管理構想）	◎	◎
2. リーダー行動	○	◎
3. 運営の仕組み	◎	◎
4. 職場のキーパーソン	○	◎
5. メンバーの効力感	△	◎
6. 集団の活性度	△	○
7. 集団の革新度	◎	△

● 用語解説 ●

グループダイナミクス（Group Dynamics）

　社会心理学の1分野。「集団力学」ともいいます。グループの機能とメンバーの行動に影響を及ぼす心理学的な諸条件を研究する科学です。どのような条件でグループが最も団結するか、どのようなリーダーのときにメンバーは協力的・積極的になるか、グループとしてどのような目標の設定をしたら各自が協力的にその目標に向かって努力するかなどについての研究を行っています。

● 補足説明 ●

ビジョンが成功と成長をもたらすことの調査

　アメリカの「アイビーリーグ」といわれる一流大学の卒業生に対して、ある調査が行われました。そのなかでエール大学の卒業生は、学力的には大きな差がないにもかかわらず他の大学の卒業生に比べてより高い成功を収めているという興味深い結果が出ました。

　エール大学では、4年生のときに将来の目標設定とプランニングを授業で取り入れていました。このことがビジョン形成の重要性を社会に知らせるきっかけとなりました。

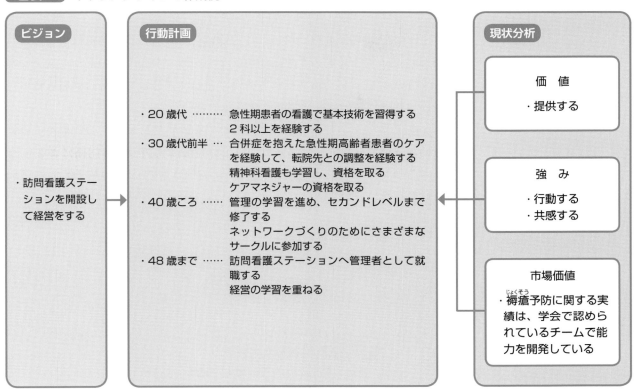

図表2 キャリアデザインの作成例

ビジョン	行動計画	現状分析

ビジョン

・訪問看護ステーションを開設して経営をする

行動計画

・20歳代 ……… 急性期患者の看護で基本技術を習得する
2科以上を経験する
・30歳代前半 … 合併症を抱えた急性期高齢者患者のケアを経験して、転院先との調整を経験する
精神科看護も学習し、資格を取る
ケアマネジャーの資格を取る
・40歳ころ ……… 管理の学習を進め、セカンドレベルまで修了する
ネットワークづくりのためにさまざまなサークルに参加する
・48歳まで …… 訪問看護ステーションへ管理者として就職する
経営の学習を重ねる

現状分析

価　値
・提供する

強　み
・行動する
・共感する

市場価値
・褥瘡予防に関する実績は、学会で認められているチームで能力を開発している

や「強み」（➡36ページ）などの自己資源を把握し、それを活かして生き生きと社会参加している将来的な自分のイメージを「キャリアビジョン」といいます。

　キャリアビジョンが明確だと、個人の成長と職場の業績に大きな影響をもたらすことが知られています。たしかに、成りゆきに任せて行き当たりばったりの職場生活を送っている人物と、みずからの意志と責任で将来のありたい姿に向けて職業生活の方向を設計して職場生活を送っている人物では、その業績に大きな相違があることは容易に想像できます。そのことからキャリアビジョンを積極的に支援する職場が増えてきました。

　また、将来の受け入れ先となるマーケットにおいて市場価値*の高い自分へと成長させるプランを立案して取り組むことを「キャリアデザイン」といい、図表2のように具体的な行動計画を立てていきます。

● 用語解説 ●
市場価値

　医療サービスを提供する市場も急速に変化を遂げ続けています。そのなかで組織存続のために貢献できる労働者であり、その業界からは必要とされる人材の価値をいいます。

組織人としてのキャリアを考える

　チーム医療の重要性が叫ばれるなかで、ナースの多くは組織集団に属して働くことになるものと思います。その組織のなかでどのような立場に自分がいることが最も生き生きとすることができるかを、あらかじめ知ったうえで能力開発ができたら効果が上がります。

　組織に属する人材のタイプには次の4タイプがあります（図表3）。それぞれの役割、特徴などは図表4のとおりです。自己価値や強みを把握して将来をイメージし、キャリアを積んでいくことがたいせつです。

図表3 組織人の4タイプ

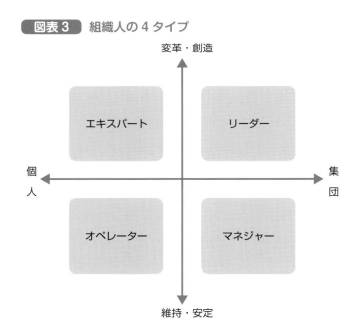

図表 4 組織人の4タイプの役割

	役割（成果責任）	価値・強み	特　徴
リーダー＊型	「外部環境の変化に対して新しい枠組みを創造する」もしくは、「既存の枠組みを変革し新しい価値を生み出すことで集団の成果を追及する」役割。	変革 挑戦 影響を与える	外部組織に興味をもつ。自由に考え、前進することに興味がある。やや飽きっぽい。
マネジャー型	「個人の成果を集約しながら、既存の枠組みを維持・運用し、安定した成果を継続的に出すことで集団の成果を追及する」役割。	安定 維持 調整する 世話をする	内部組織に興味をもつ。周囲との調和を図ることに熱心に働きかける。粘り強いが変化には慎重になる。
エキスパート型	「専門性を発揮することで新しい枠組みを創造し、既存の枠組みを変革し、価値を生み出して個人的な成果を最大限にする。そのことで集団の成果に貢献することを追及する」役割。	変化 発見 最先端 成長する	新しい情報収集に熱心である。学習することに投資する。後輩指導には興味が低い。
オペレーター型	「既存の枠組みのなかで専門性を発揮し、安定した成果を継続的に生み出し、個人的な成長を最大限にする。そのことで集団の成果に貢献することを追及する」役割。	規則的 安定 伝統 継続する	継続的に計画の遂行に熱心に取り組む。アクシデントには動揺しやすい。

● 用 語 解 説 ●
リーダー

　リーダーとは、外部環境の変化を迅速に読み取り、集団を適応させようとする役割です。一般にトップマネジャーといわれています。私たちがチームリーダー、業務リーダーとして認識しているリーダーとは異なります。

トップマネジャー
（院長）

ミドルマネジャー
（部長・師長）

ロアー
（主任・係長）

2

指導者としてのスキルを高める

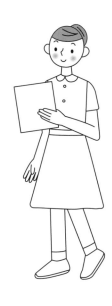

好ましいリーダー行動

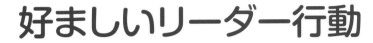

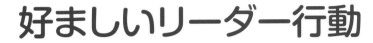

能力は発揮されるとは限らない

第1章でコンピテンシーについて述べましたが（→ 42 ページ）、コンピテンシーレベル 0 やマイナスレベルのメンバーが、必ずしもアビリティが低いというわけではありません。このことを証明する興味深い実験がリンゲルマンの「綱引きの実験」です（図表 1）。これは目標達成のための集団は人数が増えるにつれて能力を発揮しなくなることを伝えています。これを「社会的手抜き」現象と呼びます。

プリセプターシップでも、「新人ナースがプリセプターに依存する」、あるいは「自分よりも成長が緩和な仲間に安心して、十分に能力を発揮しない」などのケースがあります。

図表 1 リンゲルマンの「綱引きの実験」

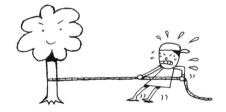

1 人で綱を引く
1 人が発揮した力　　63kg

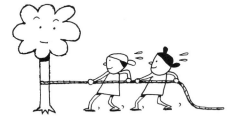

2 人で綱を引く
1 人が発揮した力　　53kg

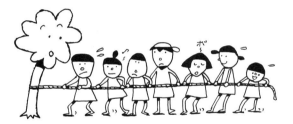

8 人で綱を引く
1 人が発揮した力　　31kg

社会的手抜きを避ける方法はないのでしょうか。その後の研究により、以下のような方法によって 社会的手抜きは減少することがわかりました。

①個々の成績・努力を簡単に確認できるようにする
②個々がキャリアビジョンを明確にして短期的な課題を設定する
③個々に、自分自身の貢献度を評価する機会を与える、あるいは標準や基準を与える
④集団凝集性（集団の魅力：集団に属していることへの魅力）を強める

また、C. アージリスは、能力発揮力つまりコンピテンシーは自分の力で成し遂げた経験から得る「充実感」や「達成感」から拡大すると説明をしています。そのためには、自分の力で推進する環境が必要です。そこで指導者は以下のチェックリストで○がつけられるように考慮することが重要です。

チェックリスト

新人や後輩が能力を発揮できる環境にあるか

○…そのとおり　　△…ほぼそのようである　　×…まったくそのようなことはない

項　　目
☐ 自分自身が目標を立てている
☐ 目標はチャレンジ的なものである
☐ 目標達成のスケジュールや手順はある程度自分で考えたものである
☐ 目標やスケジュールや手順は自分が納得のいくものである
☐ 目標達成することによって自分の成長につながったとの実感がある
☐ 目標達成が他者からも認められているとの実感がある

🌸 1カ月に1度の振り返りノート 🌸 ● ●-● ●-● ● ●-●-●

新人にキャリアビジョンを描いてもらい、プリセプター側_{がわ}の年間スケジュール、月間週間計画を提示しながら自分なりの意見を述べさせ、調整したプランを記入するノートを準備させます。そこで最も重要なことは1カ月ごとの成功体験、失敗体験への自己評価と周囲からのフィードバックです。このフィードバックはラーニングコーチ*の意味があります。

ノートは病院オリジナルを作成できれば最もよいのですが、手間を省くために市販のものを使うのもよいでしょう（図表2）。

図表2　ビジネスブレーンが作成している書き込みができるノート

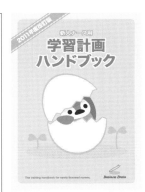

新人ナース用学習計画ハンドブック.
ビジネスブレーン. 2011.

私の５月の振り返り　　　　　　　作成：　　年　　月　　日	
項　　目	振　り　返　り　の　内　容
目標・課題達成度	期待役割遂行度（全体的） 学習課題達成度（知識・技能）
成功から学んだこと	
失敗から学んだこと	
生活・健康面での振り返り	
その他の感想	

| プリセプターの　**５月の振り返り** | 記入：　　年　　月　　日 |

項　目	振 り 返 り の 内 容
目標・課題達成度	期待役割遂行度（全体的） 学習課題達成度（知識・技能）
プリセプティーの 問題点・注意点	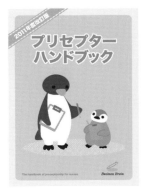
計画の調整 について	必要性：　有・無 内容・対策
指導者として よかったこと 継続すること	
指導者として 努力・改善 すること	

プリセプターハンドブック．ビジネス
ブレーン．2011．

プリセプターのリーダーシップスタイルと職場の協働体制

4

学習型組織のリーダーシップ

ある人が「最近のリーダーのイメージは、〈雀の学校の先生：ムチをふりふりチイパッパ〉から〈メダカの学校の先生：だれが生徒か先生か〉になった」とその変化を比喩的に述べています。このような変化を日本の企業が強く感じ始めたのは、技術革新のスピードが著しくなった20世紀末です。

IT革命により情報の流れやスピードに変化が起こる、顧客のニーズが多様化する、などの変化のなかでトップの決断や指示を待つだけの組織では対応しきれなくなりました。

上司や先輩のやりかたをまねさせるだけではなく、顧客から得た情報や、異論を唱えるメンバーの意見に立ち止まって検討する組織づくりが重視されるようになりました。

そのようななかで、「患者さんに最も近い位置にいる部下（現場のナース）の情報や、自職場以外の情報を最ももっていると思われる新人ナースの情報に耳を貸さないようなリーダーでは新しい価値を生み出せる組織にはならない」という考えかたが受け入れられ始めました。ただし、闇雲に受け入れるばかりではコンセプトを見失ったわけのわからない組織になってしまいます。

そこでリーダーには、集団にロジカルシンキング（➡94ページ）を起こすような「ファシリテーター（推進者）」としての機能が求められてきていると考えられます。

たとえば、プリセプターは新人から「教えてくれる先輩ごとに指導内容が異なり混乱してしまいます」と訴えられたときに、「だれが基本を守らなかったのか」と反応してしまうのではなく、「組織が学習するチャンスを得た」ととらえることが重要です。すぐにショートカンファレンスを開催してそれぞれから状況を聞くことで、集団全体で誤解が解けたり、新しいことに気づいたり、新しいルールに合意ができたりするからです。新人自身もそのようななかで、さまざまな面で成長を遂げます。プリセプターには健全なリーダーシップが求められます。

では、「健全なリーダーシップ」とはどのようなものなのでしょうか？

ブレイクとムートンは、私たちが発揮するリーダーシップは、業績への関心のもちかたと人間関係への関心のもちかたの2つによって決定づけられるとしています。そしてその興味の度合いを9段階で表すと9×9の81とおりのスタイルに分けられるとしました。これがマネジリアルグリッド（管理の格子）理論です。後に、81とおりでなく図表1に示すような5つのなかのどのタイプかを考えることで十分であることがわかりました。

この理論では、健全なリーダーシップを「9・9タイプ」だとしています。このタイプのリーダーは目標統合型の組織を形成することに成功できます。たとえば、ミニカンファレンスのときにもテーマに対してロジカルな意見交換を促し、集団に結論を出させるように働き掛けます。また、プリセプターシップの目的やそこへたどり着くまでの過程をロジカルに考え、その思考プロセスをメンバーに共有できるように説明をしながら、さまざまな協働関係を形成することができます。

しかし、訓練されていない指導者の多くは、「1・1」「1・9」「9・1」「5・5」タイプの偏ったリーダーシップスタイルをもっているともいわれています。偏ったスタイルをもったリーダーシップが発揮されている集団のメンバーには、次ページ図表2のような特徴が現れ、チームとしての協力関係やメンバーの主体的な行動が生まれにくくなるとしています。

新人が育つ環境づくりに向けて、状況をより良いものにするために、まずは自己のリーダーシップスタイルを認識し、理想に向けてどのような努力ができるかを考える手掛かりを探すことにマネジリアルグリッドは活用することができます。

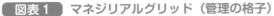 図表1　マネジリアルグリッド（管理の格子）

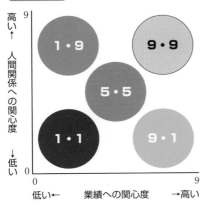

図表2 偏ったスタイルのリーダーのタイプ分け

1・1 タイプ　放任的指導

《このタイプのリーダーの基本的な考えかた》
「クビになったらおしまい 」

《特徴》
- 無気力
- 単なる上司と後輩のパイプ役
- 仕事の方針や計画が何もない
- 趣味の世界で生きている人が多い

《後輩の特徴》
- 極端にやる気がなくなる
- 自分勝手な行動をとる後輩が増える
- 組織や先輩をバカにする

＊最終的には後輩は「成長したい」という欲求がなくなり成長しなくなる

1・9 タイプ　民主的指導

《このタイプのリーダーの基本的な考えかた》
「嫌われたらおしまい」

《特徴》
- 人間関係第一主義
- 後輩の顔色をうかがいながらの指導
- 人は良いが頼りにならないと言われることが多い
- 業績は安定しているが低成長型

《後輩の特徴》
- 先輩に好意はもつが尊敬はしない
- 仕事上頼りないので、信頼感を失う
- 「くれない族」が発生しやすい

＊最終的にしつけができていないわがままな後輩が増える

9・1 タイプ　独裁的指導

《このタイプのリーダーの基本的な考えかた》
「なめられたらおしまい」

《特徴》
- 仕事第一主義
- 厳しく言うことを聞かせ、後輩を支配しようとする
- 勉強熱心
- 組織の内外に敵が多い
- チームの業績は一時的に上がることがあるが、長続きしない

《後輩の特徴》
- 言われたことだけ、しかたなしにする後輩が増える
- 自分の意見を言わなくなる
- 上下の対話(本音の対話)がなくなっていく

＊最終的にイエスマンの後輩が増える

5・5 タイプ　妥協的指導

《このタイプのリーダーの基本的な考えかた》
「バランスが崩れたらおしまい」

《特徴》
- 保守主義
- 状況で組織側(がわ)に立ったり、後輩側に立ったりする
- 人間関係はつかず離れず
- 「○○がこう言った」と責任逃れをする

《後輩の特徴》
- 事務的にしか先輩と接しなくなる
- 最終的には裏切られるのでは、と先輩に懐疑心をもつ
- そこそこにしか仕事をしなくなる

＊最終的に「仕事だから、しかたなくやる」といった割り切った後輩が増える

アメリカの心理学者、ダグラス・マグレガーは著書の『企業の人間的側面』の中で、それまでの伝統的な管理者（Ｘタイプ）と人間の本質を理解した管理者（Ｙタイプ）がおり、後者が良い成果をあげていると述べました。マネジリアルグリッド理論と重ね合わせて考えると「9・9タイプ」はＹタイプと考えられます。下記のチェックリストで自分がどのタイプに近いか、傾向に気づいたら改善、強化、課題を検討してください。

チェックリスト　Ｘタイプ・Ｙタイプの管理者

● Ｘタイプ……「1・1」「1・9」「9・1」「5・5」

☐ 普通の人間は、生まれつき仕事が嫌いで、できれば仕事はしたくないと思っている

☐ この仕事は嫌いだという人間の特性があるために、たいていの人間は、強制されたり、統制されたり、命令されたり、処罰するぞとおどされたりしなければ、目標を達成するために十分な力を出さないものである

☐ 普通の人間は命令されるほうが好きで、責任を回避したり、あまり野心をもたず、何よりも安全を望んでいるものである

● Ｙタイプ……「9・9」

☐ 仕事で心身を使うのは当たり前のことであり、遊びや休暇の場合と変わりはない

☐ 外から強制したり、おどしたりすることだけが目標達成に努力させる手段ではない。人は自分が進んで身を委ねた目標のためにはみずから自分にムチ打って働くものである

☐ 献身的に目標達成に尽くすかどうかは、それを達成して得る報酬しだいである

☐ 普通の人間は、条件しだいでは責任を引き受けるばかりか、みずから進んで責任を取ろうとする

☐ 企業内の問題を解決しようと比較的高度な想像力を駆使し、手練を尽くし、創意工夫を凝らす能力は、たいていの人に備わっているものであり、一部の人だけのものではない

☐ 現代の企業においては、日常、従業員の知的能力はほんの一部しか活かされていない

☐ Ｙ理論に基づいた指導でなければ、みずから考え行動する部下や後輩を育てることはできない

ロジカルシンキングの活用

5

ロジカルシンキングとは

ロジカルシンキングとは事実から結論に至るまで飛躍せずに筋道立てて説明する思考法です。「自分自身で情報を整理するうえで、モレなくダブりなく論理性に基づいて進める」、「説明を受ける立場から見てわかりやすい」という2つの目的を満たすための情報整理や分析のツールがいくつか提案されています。ロジカルシンキングのツール（図表1）は「ロジックツリー」「マトリックス」「プロセス」の3つに大別されます。

図表1 ロジカルシンキングのツール

ツール分類	ツールの例	使用の意図	注意点
ロジックツリー	原因追求ツリー 戦略ツリー アクションツリー	上位概念から下位概念へと論理的にブレイクダウンする	モレ・ダブりなく、次元をそろえる
マトリックス	SWOT分析 PPM コア・コンピタンス分析 etc.	経営環境における位置化。または相関図。あるいは、彼我比較をする	重要軸の抽出と設定
プロセス	バリューチェーン ビジネスプロセス ビジネスシステム etc.	一連の流れのなかでの他との優劣の原因を把握する	フレームのつくりかた（大分類→中分類→小分類）

生産的な議論とロジックツリー

「ネガティブな意見には論理が伴わないことが多い」といわれます。たとえば「プリセプターシップは新人ナースを甘やかす仕組みだ」と主張する人がときどきいます。しかし、同じ仕組みで育てながらも依存的でない新人もいることから、仕組みが依存心を生み出したと決定付けるには客観的情報が不十分です。新人ナースの失敗に対する原因を追究するときにも、ロジカルでないプリセプターはその原因を1つのことに決め付けることがあります。モレなく・ダブりなく原因を抽出して考える習慣がないのです。ロジックツリーはMECE*の考えかたを基盤に、上位概念を下位概念へとツリー状にして論理的に分解していく方法です。相手の思考プロセスまでも納得しながら意見交換できる生産的な議論を展開するには、つねに頭にロジックツリーを描き展開する習慣がたいせつです。

ロジックツリーの活用は2つに大別されます。問題の原因を"why so"

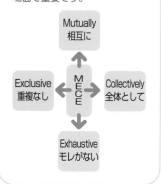

図表2 原因追究ツリーの例

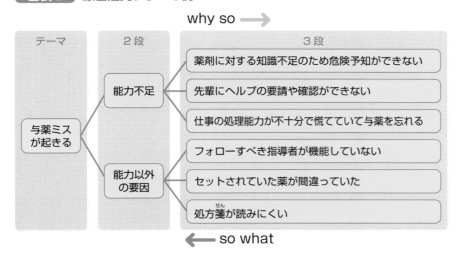

図表3 問題解決ツリーの例

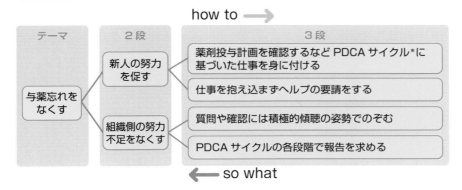

の質問で掘り下げていく「原因追究ツリー」と、原因に対して"so what"で解決策を探っていく「問題解決ツリー」です。

「与薬ミス」をテーマにした原因追究ツリーと問題解決ツリーを図表2、3に示します。問題解決（how to）では、原因追究ツリー（図表2）で原因の優先順位が最も高いものをまずは選択します。ここでは「与薬忘れをなくす」が最も優先順位が高いとしています。MECEの考えかたでいくと「新人ナースの努力」と「それ以外の人の努力」で分けることができます。それぞれに「どうすればよいか？」と話し合います。その答えに優先順位をつけて3つ以内に絞り込みます。出た答えに「それを実行すると、どうなれる？」と問い掛けて上位の課題がクリアされれば論理性が成り立ちます。

新人ナースと仕事の振り返りをするとき、症例検討のショートカンファレンスのときなどに、このようなツールを使えばお互いの思考を共有・整理でき合意形成がしやすくなります。

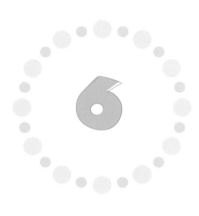

ミーティングマネジメント

効果的なミーティングの条件には下記の5つがあります。

（1）グランドルールが守られている

ミーティングは共有目標の達成のために行われるもので、戦いの場ではないとの共通認識のもとに実施されていることが重要です。

ロジカルシンキングに基づき、ファシリテーション*を用いて議論を展開することへの合意があることもたいせつなグランドルールといえます。

（2）ミーティングの目的が達成されている

下記に示すように、ミーティング開催の目的が複数のことがあります。なんのための会議なのかが出席者全員に理解されていることと、結果的に目的が達成されていることが、会議を長期的に活性化するための重要な要件です。

> **目　的**
> ・意思決定のためのミーティング
> ・問題解決のためのミーティング
> ・ブレーンストーミングのためのミーティング
> ・評価、フィードバックのためのミーティング
> ・情報共有のためのミーティング

（3）必要な立場の者がそろい、役割分担が行われている

会議を生産的なものにするには、会議における役割分担が必要です。そしてそれぞれが自分の役割と責任を認識していることも重要です。特に参加者については「意見を述べること」がその役割です。

> **役　割**
> ・ファシリテーター（司会者）
> ・参加者
> ・書記
> ・タイムキーパー

（4）準備が周到に行われている

意見交換をするにも資料が不足しているのでは主観的な意見交換になっ

用語解説

ファシリテーション
(facilitation)

組織やグループが問題解決や合意形成、学習促進などのために行うコミュニケーション活動において、協働的・創造的な議論や話し合いを促進するようにそのプロセスを設計しマネジメントすること。また、その技法を指します。

会議などにおいては、参加者の主体性を育て、コミュニケーションを活性化させる、また多様な意見交換のなかから集団に新たな発見や可能性、アイデアを見出すことを促します。そしてメンバーそれぞれがもつ知恵を創造的な成果に結び付けられるように支援します。

てしまうか、議論が停滞してしまいます。また、会議室に情報共有のための設備（たとえばホワイトボード）がないと生産性が下がります。したがって、会議の前に十分な準備をします。

準 備
①テーマ、目的などを事前に連絡する
②進行、ルールの確認をする（遅刻しない、途中退出をしないなど）
③設備や環境の整備をする
④各自が議論に必要な資料を準備する

---

(5) コーチングスキルが活用されている

　司会者は、承認・傾聴・質問・フィードバックを通して多くのアイデアの共有をするなかで一人ひとりが合意に到達できるよう最善を尽くすことを求められています。学んできたスキルを意識的に活用します。

チェックリスト

ミーティングの健全性チェックリスト
あなたの参加するミーティングの普段の様子についてアセスメントしてみましょう。チェックが多いほど改善が求められます。

- ☐ ミーティングに目的もなく批判的な態度の者が多い
- ☐ やる気がなく時間が過ぎるのを待つような態度や居眠りが多い
- ☐ 人の発言に対して必ず攻撃やネガティブな指摘をする者がいる
- ☐ 思いつくままに話し、テーマからそれる発言をする者が多い
- ☐ 1人の発言が長く、双方向の会話にならない
- ☐ 議論が膠着して発展しないことが多い
- ☐ 話し合うだけで結論がその場で出ないことが多い
- ☐ 司会者や一部の管理者のコントロールが強すぎる
- ☐ ミーティングの目的を把握せずに参加している
- ☐ 会議の参加者数が多くディスカッションにならない
- ☐ 議題のキーパーソンの参加がない
- ☐ 役職の上下により発言力が左右される
- ☐ パワーポイント、レジュメ、ホワイトボードなどの設備が整わない
- ☐ 積極的な発言をすると役割が自分に回ってくるのでは、と恐れ発言を控える
- ☐ 事前情報が少なく会議の内容についていくことが難しい
- ☐ ミーティングが終了したとき、なんのために集まったのかわからないことがある
- ☐ 自分の立場では発言しにくいことが多い

ショートカンファレンスの進めかた

　プリセプターの悩みとして「新人指導に協力をする先輩方の判断や仕事の手順にズレがあり新人ナースが戸惑ってしまう」ということが数多く寄せられます。このようなときこそコーディネーターの出番です。

　コーディネーターは関係するメンバーを徴集するなどミーティングマネジメントの手順に従ってショートカンファレンスの場づくりをします。コーディネーターはファシリテーターを務めます。

　次の事例について考えてみましょう。

> **事　例**
> 新人ナースがベッドメイキングの際に前回の指導者であるＡナースに教えられたようにシーツを整えると、Ｂナースに「折りかたが違う」と注意された。「次にＡナースに指導を受けたときにはどうすればよいのか」と新人がプリセプターに泣きついた。

　「シーツの折りかた」などは出身校や実習病院でその方法はさまざまであろうと推測をします。ファシリテーターはまずファシリテーションサイクル（図表1）に従ってミーティングを運営します。

> **①共有**
> ・シーツ交換でだれもが共通にしているたいせつなことを把握させる
> ・その意見の背景にあるものを確認する
> **②発散**
> ・それぞれのやりかたに対する意見を説明させる
> ・その意見の背景にあるものを確認する
> ・批判的な意見や反論は後で聞くことを約束し留保する
> ・別の視点からも意見がないかを促す
> **③収束**
> ・出された意見をグループ化する
> ・出された意見に対する意見や反論を聞く
> ・反論がない場合にはファシリテーターが疑問を投げ掛ける
> ・要件に優先順位を付ける
> **④合意**
> ・優先順位の高い方法で解決策とすることを確認する

事例についてファシリテーターとなり「シーツがしっかり固定される折りかたであれば方法が異なっても良いか?」とのテーマで話し合いを進めたところ、AナースもBナースもそれぞれの方法を認めました。その際に図表2のようなフレームを使って全員に考えてもらい、意見を出してもらいました。新人ナースは「両方のやりかたを知ることができてよかった」との感想を述べてくれました。

臨床現場での答えは1つではないだけに、ショートカンファレンスなどを通して組織学習を推進することが新人の成長に大きな役割を果たします。コーディネーターのファシリテーター力はプリセプターの指導力と同様に重要です。

図表1 ファシリテーションサイクル

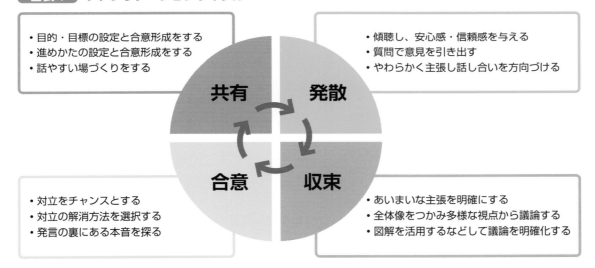

- 目的・目標の設定と合意形成をする
- 進めかたの設定と合意形成をする
- 話やすい場づくりをする

共有　**発散**

- 傾聴し、安心感・信頼感を与える
- 質問で意見を引き出す
- やわらかく主張し話し合いを方向づける

合意　**収束**

- 対立をチャンスとする
- 対立の解消方法を選択する
- 発言の裏にある本音を探る

- あいまいな主張を明確にする
- 全体像をつかみ多様な視点から議論する
- 図解を活用するなどして議論を明確化する

図表2 メリットとデメリットの整理

	Aさんの方法	Bさんの方法
メリット		
デメリット		

状況説明のスキルと メンバーの主体性

状況説明のスキルとメンバーの主体性の関係

「指示を出すと不満そうな表情をされてしまう」指導者なら誰しも一度は経験しているのではないでしょうか。

目標に向かった主体的行動を引き出すために役立つのがメアリー・パーカー・フォレットの「状況説明のスキル」です。フォレットは「指示は人間の相互関係からではなく状況から発生する」とし、それを「命令の非人格化」と称しました。

状況説明の指導の進めかた

状況説明の法則に従った説明とは、次の4つの視点で現時点から将来までをロジカルに説明をすることです（図表1）。もちろん、スキルもさることながら、それだけの情報をもっていることが指導者の実力を左右することになります。

補足説明

**指示命令の
リーダーシップ**

①命令を受ける者がやる気を失う
②上下間に摩擦が起こる
③仕事を達成する満足感を失う
④責任感を減退させるなどの不利益が生じる

**状況共有の
リーダーシップ**

指導者の指示を「自分が置かれている状況（環境・患者の状況）が求めているもの」と解釈すると、状況という共通の目標に向かって指示者と一緒に取り組んでいるという意識に変わり、やる気を増大させる。

図表1 状況説明の視点

外部環境

社会的なメリット：	そのことは社会的にどのような意義があり、どのような社会目的を果たすものなのかを説明
組織的なメリット：	そのことは組織のどのような目標達成に意義があることなのかを説明
個人的なメリット：	その目的や意義を受け入れることは自分にどのようなメリットをもたらすかを説明
将来性・緊急性：	そのことにどれくらい緊急性があるかを説明

内部環境

現在　　　　　　　　　　　　　　　　　　　　　　将来

たとえば次の事例で考えてみます。

患者が「おむつに手を入れて便いじりをする」との理由で抑制着（ツナギ）を使いたいと言ってきた後輩に「おむつ交換の回数を増やせばいいだ

けじゃない」と指示すると「忙しい中でそれは無理でしょう」と言わんが
ばかりの不満気な表情を示した。

図表2 状況説明の具体例

大局的	社会的意義	患者のあせもや臀部のただれの予防となり、爽快感を得られる 精神的にもリラックスでき、安眠できる
	組織的意義	便もれ、発汗による全更衣やシーツ交換の回数が減少する 異変の早期発見、早期対処につながる これらは、コストダウンはもちろんのこと優れたケアとして、患者や家族から評価される
小曲的	私たちの意義	患者とのコミュニケーションの機会が増え、信頼関係ができる 看護補助者でも担当できるケア内容に収まり、タスクシフトができる
	緊急性	身体拘束の低減が急性期病院においても急務となっている

　そのようなときは、図表2のような説明をしたらどうでしょうか。「先
輩が指示している」という解釈から「患者の状況や社会全体の状況が自分
に求めている」ことだという解釈にシフトするのではないでしょうか。
　状況の法則は、後にP・F・ドラッカーの「目標による管理」につなが
りました。

伝わる説明の基本

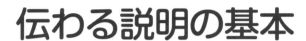

なぜ伝わらないのか

指導者になると誰しも一度は真意が伝わらずヤキモキするものです。

伝わるか否かは、受け手の聞く力にも大きな影響を受けます。しかし、伝える側が事例のように「〜してほしい」との主張ばかりではなかなか伝わりません。

> **例**
>
> 16時の申し送りの際に新人ナースから
> 「Aさんは11時に微熱が出ましたが昼食後に検温したところ平熱に解熱していました」と申し送った。
> 私は初めて聞いたことだったので
> 「なぜもっと早く言ってくれなかったの。主治医がいるうちに言ってほしかったわ。どのような小さなことも勝手な判断をせずに報告するよう言っていますよね」と伝えた。
> 新人ナースは「スミマセン」とだけ言ってうつむいた。なんとなく憮然（ぶぜん）としていて、伝わってはいない様子だった。

三角ロジックの活用

ロジカルシンキングについては第2章5で情報整理・分析のツールとして紹介しました（➡94〜95ページ）。その際に「ロジカルシンキングとは事実から結論に至るまで飛躍せずに筋道立てて説明する思考法」と述べました。

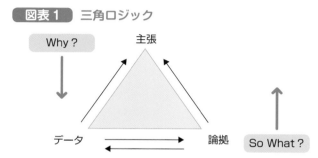

図表1 三角ロジック

【主張】結論、提案や意思、推論
【データ】主張を裏付ける客観的な数字や事実、具体的な事例
【論拠】原理・原則、法則性、一般的な傾向、常識などの理由付け

「データ：どのような事実か」そして「論拠：どのような原則か」それと比較して「主張：どのような推測を立てているのか」と思考を整理して表現することを三角ロジックといいます（図表1）。

また、図表2のような個々の事実から傾向を読み取って、主張を導く思考法を「帰納法」といいます。

もう一つは「演繹法」と呼ばれ一般的な傾向を個々のデータにあてはめていく主張です（図表3）。

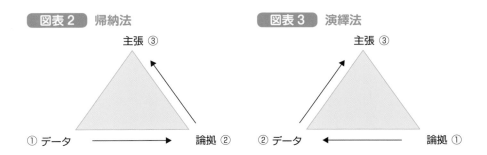

図表2 帰納法

図表3 演繹法

先にあげた例について、三角ロジックを活用して説明をすると図表4のようになります。

先輩ナースが、上記の論理に則って、「午前中に発熱していたということは、患者さんに何らかの変化があった可能性があります。たとえその後、解熱した場合でも症状が収束したと考えるか、何らかの予兆と考えるかは医師の判断を仰ぐ必要があるのはわかるわね。単に熱が下がったからそれで良いと判断してしまうと、大きな見落としをしてしまう可能性があるのですよ」などと伝えれば、新人ナースも自分自身が発熱と解熱という症状の表面しか見えていなかったことに気づくのではないでしょうか。

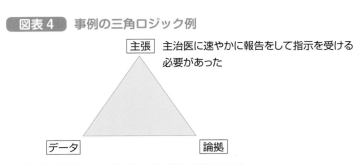

図表4 事例の三角ロジック例

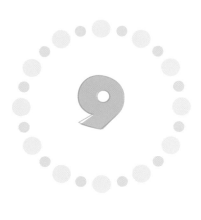

教えかたの 4 段階

教えかたの4段階のルーツ

　経験を通じて仕事を教えるには、教えかたの 4 段階（図表 1）を使います。これは、TWI＊の訓練コースの 1 つである作業指導講習会で、新入社員や未経験者に対し、作業指導を行う場合の手順として使われたものです。たとえば、清拭を教えるにも清拭全体の流れを教えるのか、あるいは一部を教えるのかなど、1 つの業務を取り上げ、訓練を必要とする箇所を明確にします。そして作業内容を「運動的技能」、「知的技能」などと具体的に分解しマニュアル化した後で、「教えかたの 4 段階」に従って指導を行うのです。

● 用語解説 ●

TWI（指導者育成研修）

　TWI は Training Within Industry の頭文字を取ったものです。第 2 次世界大戦中にアメリカで効果的な職場づくりの手法として開発され普及したもので、戦時産業に大きな影響を与えたといわれています。その内容は
①仕事の教えかた
　JI（Job Instruction）
②改善のしかた
　JM（Job Methods）
③人の扱いかた
　JR（Job Relations）
の 3 つのプログラムから成っています。
　単に教えるというだけではなく、自立した個々人を育成する目的であることがくみ取れます。

● 用語解説 ●
フォロー

　学習者に対して、「私に何かしてほしいことはありませんか？」と支援のための要望を積極的に聞くことをいいます。ただ、励ますだけでは無責任です。

図表 1　教えかたの 4 段階

準備する
- プリセプター自身が「何を、いつまでに、どのレベルまで」指導するのかを確認する
- 学習者の緊張をときほぐし、業務、学習の準備をさせる
- 「何を、いつまでに、どのレベルまで」行うかを説明する
- 評価表や口頭で、すでに知っていることや身に付けたことを確認する。業務や学習に主体的になれるよう、動機づけをする
- 最後に再度、自己の安全や準備の確認をさせる

説明する
- 学習する業務の全体像をイメージさせ、知識を系統的に覚えられるように説明する
- プリセプター自身が実際にやって見せる
- ポイントを強調する
- 理解できていない様子があれば、繰り返し説明する
- 面倒がらずに、丁寧に、根気強く指導する

任せる
- 学習者に実際にやらせてみる
- 最初は、手順やポイントを説明しながらやらせる
- 慣れたら、新人の主体性を尊重し、危険な状況がない限りできるだけ任せる
- 間違いやあいまいにしている点を指導して、もう一度任せる
- 相手のレベルに無理があると思ったら、今回はどこまでにするかを明確にして、次回のテーマとして伝える

結果をみる
- 指導した業務の「よくできた点」「努力が必要な点」を整理する
- よくできている点、がんばった点はほめる
- まだできていない点を明確にし、なぜなのかを新人と考える
- 完全に身に付けられるまでがんばれるように励ます
- 再度、業務に就かせる
- フォロー＊をする

　　↓

　　次へのステップの準備として自己学習のテーマを与える

「準備する」に注力する

「見て覚える」の指導法と最も異なるのは「準備する」の段階です。この段階は4つの角度から学習者に情報を提供します（図表2）。「仕事の目的を伝える」とは、その仕事を体験することでどのような成長があるのかを伝えることで学習者を動機づけるということです。また「どんな患者さんなのか、何に注意すればよいのか」などをあらかじめ知ることによってリスクを回避させます。

この「準備する」の段階は、学習者の集中力を高め学習効果をあげると考えられます。

図表2 学習準備

患者情報の共有	体験学習の対象となる患者の情報を指導者と学習者が共有する

↓

看護の目的目標	患者の課題に対する看護の目的、目標、方針などを設定、共有する

↓

学習目標	患者の看護に対するどの部分をどの程度まで体験学習するかを提示する

↓

学習者の注意点	体験学習をする内容を設定して提示する

↓

指導者の補完	指導者は学習テーマとなっていない部分を補う。何を補うべきかをあらかじめ明確にして学習者にも伝える

到達レベルごとの指導シナリオ

学習準備の段階では学習者の到達レベル（➡15ページ）に合わせた目標設定や指導者が補完する仕事の内容などをシナリオとして頭に描いておく必要があります。次ページの事例の場合で考えると次ページ図表3のようなシナリオになります。

事　例　（食事介助　Ａさんの事例）

誤嚥性肺炎の既往があり、今回も肺炎で 10 日前（7月 12 日）に入院した 83 歳男性。

入院後、38 度台の発熱と自己排痰困難で吸引を施行する。

誤嚥予防のため経口摂取を止めていたが、症状が改善したため、7月 22 日、嚥下機能検査を実施した。

結果、トロミ付きであれば嚥下可能にて、トロミ付きミキサー食が開始となる。

図表3 到達レベルに合わせた学習準備

	到達レベル1	到達レベル2
患者の状況	トロミ付きであれば嚥下可能	
仕事の目的	1.　誤嚥予防に注力した安全な食事介助を提供する 　・安全、安楽のために体位調整を行う 　・嚥下状態に合った食事形態に調整をする 　・ペース、1回の量の調整をする 2.　患者本人の主体性を活かした食事部分介助をする	
学習目標	見学を通して ①食事介助の進めかたのイメージを獲得する ②トロミ剤を使った食事、ミキサー食のイメージを獲得する ③体位の整えかた、声のかけかたなどのイメージを獲得する	体験をする ①指示に従って介助をする ②指示に従って体位を整える ③指示に従って食事形態に調整する
注意点	患者の気が散らないように ①タオルなどを持ち介助のパフォーマンスをとる ②感想を述べない ③余計な音を立てない	リスク回避として ①口のなかに食物があるときに声を掛けない ②熱い食事、汁物を患者の手の近くに配膳しない ③指導者に肩を叩かれたらいったん介助を止め指導者の指示を得る
指導者が補完すること	・患者への紹介と同意	・介助計画を立案する ・介助中の患者の状況観察をする ・状況変化に合わせ適切な方法に変更をする ・タイムリーに患者への声掛けをする

本日食事開始後 3 日目。
背もたれの支えがあれば座位保持は 30 分可能であるが、時間とともに首が後屈しがちである。
食べる気力はあり、自分でスプーンを使い口に運ぶが、5 分ほどでスピードダウンし、手を止める。
その後ナース介助にて全 20 分ほどかけて全量摂取ができる。
食べながら時々むせこみ、咳がある。

到達レベル 3	到達レベル 4	到達レベル 5
変化に気づける ①食事ペースの良し悪しに気づく ②体位の崩れに気づく ③口腔内の変化がないか観察する ④患者の疲労感などの変化に注意する	先輩と介助計画を立案する ①患者に合った介助のペースをつかむ ②口腔内の変化に合わせ対処方法を考える	介助計画を立てる ①患者に合った食事介助計画を立てる ②計画に沿って介助する
少しでも変化が、たとえば ①むせこみ、咳がある ②口の中に食物を貯め込んでいる ③飲み込むのに時間が掛かるなどが観察できたら大丈夫だと思っても介助を止めて指導者に相談をする	対処方法を考えたら実施する前に先輩に確認をする ・対処の前の報告と事後報告を忘れずに	計画を立てたら先輩に確認をする ・対処後の報告を忘れない
・介助計画を立案する ・新人ナースが見落としている点を把握して伝える。または、実施する ・新人ナースが把握した変化に対して方法を伝える	・新人ナースの介助計画へのアドバイスをする ・随時報告される対処方法へのアドバイスをする ・終了時の確認をし必要があれば補助する	・実施後確認をし、必要があれば補助する

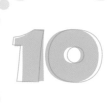

教えかたの4段階を使い分ける

個別性に合わせた指導法

　教えかたの4段階は、「新人の成長ニーズ」と「仕事の質」「育成される能力」によって展開のしかたを区別していきます（図表1）。

　たいせつなことは、学習者である新人にとっての学ぶことの目的意識、つまり成長ニーズをはっきりとさせてから指導することです。そして成長ニーズに合った仕事を任せます。

> **新人の意識**
> Ⅰ型……基本的な仕事の手順を身に付けたい
> Ⅱ型……状況に合った仕事を展開する技能を身に付けたい
> Ⅲ型……今まで応えることができなかった期待にも応えられるようなやりかたを身に付けたい

図表1 新人の意識と教えかたの相違

	Ⅰ型への教えかた ある特定の仕事をきっちり教える	Ⅱ型への教えかた ある特定の仕事を考えさせながら勘やコツなどを身に付けさせる	Ⅲ型への教えかた 新しい仕事を任せてノウハウを創造させる
新人の成長ニーズ	とりあえず仕事を確実に習得しようとする意識	周囲の信頼にこたえられるよう、状況に合わせて仕事を展開させたいという意識	周囲の要望や期待に応えられる新たな仕事の進めかたを見出したいという意識
仕事の質	遂行ノウハウが明らかな仕事（運動的技能）	遂行ノウハウが明らかな仕事（知的技能）	遂行ノウハウが不明瞭な仕事
育成される能力	今職場にあるアビリティを伝えていく	今職場にあるアビリティを伝えていく ＋ コンピテンシーを育成する	新しいアビリティを創り出す ＋ コンピテンシーを育成する

もちろん、任せる仕事はⅠからⅢへと順番を経なければならないという制限はあります。

> **任せる仕事の質**
> Ⅰ型……仕事の手順など運動的技能
> Ⅱ型……仕事の勘やコツなど知的技能
> Ⅲ型……看護研究や仕事の改善など、備えた能力を発揮するコンピテンシーのレベルアップ

　そして、指導者は同じ4段階でもそれぞれ指導に使うスキルの重点の置きかたに変化を要求されます（図表2）。

2

図表2 成長と指導の3スタイル

	Ⅰ型の指導	Ⅱ型の指導	Ⅲ型の指導
準備する	・何を、いつまでに、どのレベルまで指導するか計画を立て事前準備をする ・新人に対して学習への心の準備をさせる	・何を、いつまでに、どのレベルまで達成しなければならないのか計画する ・なぜその仕事をしなければならないのか、今こそ学ぶチャンスであること、この経験が後の仕事に必ずプラスになることなど、背景になる状況を伝え心の準備をさせる	・新人に対して仕事を設定し、それを達成していくための方向性を示す ・その方向性に沿って、具体的な目標の設定を行う
説明する	・言葉で言って聞かせることにより、知識を系統的に覚えさせる ・実際にやって見せる	・まず、教える仕事の全体をイメージさせ、自発性を引き出すために質問を投げ掛け、さらに相手のペースに合わせてポイントを強調しながら説明する ・具体的にイメージしてもらうために、仕事の進めかたそのものを見せる	・新人といっしょになってアイデアを練り、実施手段を明らかにする
任せる	・新人に実際にやらせてみる ・新人の主体性を尊重し任せる	・新人に主導権を与え、任せながらも、結果的に成功に導くように適時、質問による援助の手を差し伸べる ・質問を投げ掛けたり、考えを聞いたり、新人自身に考えさせ、ポイントを発見させる	・細かい手順や手続きには介入せずに任せる ・必要なとき、困ったときに限り、助言と助力を与える
結果をみる	・予定したレベルに到達したか評価し、完全に身に付くまで追跡指導する ・今回の結果を次のステップへの橋渡しとする	・予定したレベルに到達したか評価し、完全に自分のものとなるまで追跡指導する ・そのままで終わらずに、次につながるように新しい課題を出す ・新人がどういった気持ちでいるか、よく相手の感情を聞く	・自己評価させ、新しい挑戦の機会も考えていく

学習スタイル

学習サイクルと学習の癖

　新人の能力開発の 70％以上は現場での経験によってもたらされているといいます。人が体験を通してどのように学ぶのかを論理化したが D.A コルブ＊です。コルブによれば、人は「具体的な体験」→「考察・探索」→「一般化」→「再試行」の 4 つの段階が終了することで学習が成立するとしています（図表 1）。

　しかし、この体験学習サイクルがなんらかの理由でどこかのプロセスを飛ばされる、どこかで止まることがあります。コルブは、そのことで学習が成立しないことがあることも発見しています。

　たとえば、「採血がうまくできなかった」という場合に、何が障害になったのかを振り返らずに再チャレンジを繰り返す、あるいは自信をなくして採血をしようとしなくなる、などがあげられます。指導者の役割は体験学習サイクルがスムーズに回転するように支援をすることにあります。

　またコルブは、体験学習サイクルのどこでつまずくかは学習者ごとに傾向が出るとしています。これが学習スタイルです。効果的な指導のためにはその個性を早期に把握することが重要です。

用語解説

コルブの学習サイクル

コルブの学習サイクルとは、継続する自己評価とアセスメントにより質を向上させるサイクルをいいます。
Stage 1: Doing
Concrete experience（具体的な実際の体験）
Stage 2: Reflecting/ Reviewing
Observation & reflection（観察・振り返りと復習）
Stage 3: Concluding
Formation of abstract concepts and generalizations（抽象的概念化と一般化）
Stage 4: Planning
Testing implications of concepts in new situation（以上の結果をもとにして次回のプラン作りをする）
↓
Stage 1: Applying/ Doing
　Concrete experience（具体的な実体験）
― Continuous cycle!（継続することで改善し続けていくサイクルへ）―

図表 1 体験を通した学習のサイクル

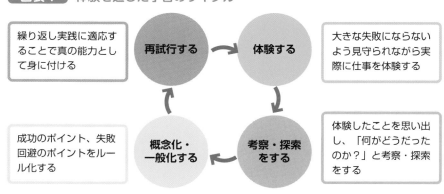

繰り返し実践に適応することで真の能力として身に付ける

大きな失敗にならないよう見守られながら実際に仕事を体験する

体験したことを思い出し、「何がどうだったのか？」と考察・探索をする

成功のポイント、失敗回避のポイントをルール化する

再試行する　体験する　概念化・一般化する　考察・探索をする

4つの学習スタイル

　学習スタイルのこだわり・好みは、その人の「個性」にほかなりません。しかし、学習サイクルを止めてしまい成長を滞らせるのであれば、指導者

はそのことを踏まえたサポートの方法を考えなければならなくなります。

　コルブらの考えかたを参考に、学習者の好みを「論理的か体験的か」と、「独立的か依存的か」の軸で分けて考えることができます。そのなかから図表2のような4タイプに分類します。それぞれのタイプは教えかたの4段階の各ステップにおいて、それぞれに特徴的なサポートを必要としています（図表3）。学習スタイルは、次ページのチェックリストを使って分析してみてください。それぞれの学習スタイルの特徴と指導のポイントは、113ページ図表4に示しています。

図表2 4つの学習スタイル

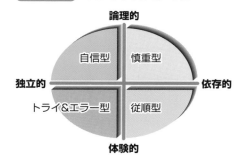

図表3 4つの学習スタイルのステップごとの注意点

	自信型	トライ＆エラー型	慎重型	従順型
準備する	「何をいつまでにどのレベルまで」を具体的に設定する。	学習することのメリットを強調する。達成イメージをはっきり伝える。	リスクの少ない目標を立てる。内容について、つねに公正さに気を配る。	いっしょに学習していくこと。つねに皆と共通の基盤に立つことを強調する。勉強ではなく経験であることを強調する。
説明する	事実や数値を用いて頭で学べるように説明する。論理的かつ合理的な説明が必要。	いきなり説明に入らず知っていることを言わせる。皆と論議させたり知識習得の場を設定する。講義してもあまり効果はない。	つねに原則や理屈を優先し論理的に説明する。専門家の講義を聞かせるのも効果的。	実際例を多く折りまぜて説明する。あまり理屈っぽい説明にならないように注意する。
任せる	いちいち細かく口出しはせず報告を義務づける。経験した事実を一つずつ理論づけることを心掛ける。	本人のペースで学習させる。体で仕事を覚えさせる。	原則を十分理解させたうえで任せるステップへ移る。はじめはこと細かく指示を出し、徐々に任せていく。	いきなり任せてしまうと不安を感じるので、指示は細かく要所要所で行う。
結果をみる	具体的な事実・数値をもとに、はっきりとフィードバックする。	プロセスに関してより多く評価し、次に何をするべきかを本人に言わせるようにする。	原則を実践に移すプロセスを評価する。応用力を意識させる。	1人でやりとげたことを評価し、重要な経験を積んだことを実感させる。

学習スタイル分析

1…まったくそのとおり　2…ややその傾向がある　3…どちらともいえない　4…そうとはいえない　5…まったく異なる

事　例	回答欄
1. 方針や達成のイメージさえ指示すれば、細かく進めかたを指導しなくても仕事を覚える	1－2－3－4－5
2. 学習の機会は自分の興味が優先される	1－2－3－4－5
3. 指示などを細かくされなくても自分で主体的に取り組む	1－2－3－4－5
4. 一から十まで細かく指示をしたり指示されることを好まない	1－2－3－4－5
5. 学習を進めるなかで自分の考えかたや方法に強くこだわりをもって取り組む	1－2－3－4－5

1～5の合計点数：A

事　例	回答欄
6. 学習するとき、まずは知識レベルで理解しようとする	1－2－3－4－5
7. 物事の原理原則を確かめようとする	1－2－3－4－5
8. いつも客観的な態度で分析的に対処しようとする	1－2－3－4－5
9. まずは全体の流れを計画してから仕事をしようとしている	1－2－3－4－5
10. 自分の感情をコントロールして冷静に、論理的に態度で対処しようとする	1－2－3－4－5

6～10の合計点数：B

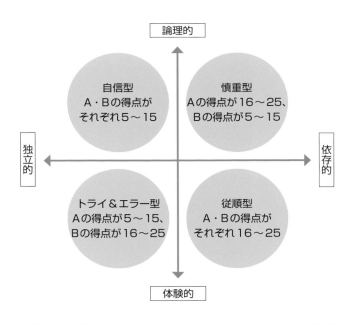

図表4 学習スタイルの理解

自信型	特 徴	・主導権を握りたがる ・プリセプターに頼るより自分で学習しようとする ・細かく口を出されることを好まない ・人を頼ることができない面がある ・判断力、行動力をもっているので、比較的順調に指導が進む ・「何でもできる人」的に振る舞う ・完璧主義者で自信をもっている ・自分の考えかたは正しいと思っている ・プリセプターを評価する。評価に値しない人物と思うと協力しない
	指導のポイント	・目標を与える ・報告を中心に教える ・効果的な発問を心掛ける
	このスタイルを表現する言葉	・分析　・理論的　・概念化　・考える　・評価的　・理性的
トライ&エラー型	特 徴	・積極的、行動的、自発的に学習しようとする ・思い込みが強いので、自己のやりかたにこだわる ・主導権を握りたがる傾向にあり、指導や指示にはあまり従おうとしない ・天狗になりやすい
	指導のポイント	・トライ&エラーで指導する ・放任すると最も危険なタイプ
	このスタイルを表現する言葉	・実際的　・自主的　・実験的　・行動的　・活動的　・実用的
慎重型	特 徴	・冷静で落ち着きがあり、物静かな印象を与える ・プリセプターに頼りすぎる傾向がある ・リスクを敬遠する ・指導者には素直で愚痴も少ない ・思慮深いので、理由を確認する姿勢が目立つ ・やや知識、情報を偏重しすぎる
	指導のポイント	・「手取り足取り」の細やかな指導を心掛ける ・説明は理屈から入るとよい
	このスタイルを表現する言葉	・観察力　・よく見る　・消極的　・反省的　・客観的　・暫定的
従順型	特 徴	・指導には素直で、指示されたことには全力でがんばる ・内容を吟味せずに、無批判に受け入れる ・誠実で控えめな印象を与える
	指導のポイント	・具体的な経験をさせる ・説明はポイントだけにする ・やって見せるのを主とする
	このスタイルを表現する言葉	・経験　・感じる　・直観的　・受容的　・現在志向的 ・開放的に受け入れる

2

指導者としてのスキルを高める

指導スタイル

　学習スタイルと同様に、指導者も学習サイクルの一過程にこだわりをもつことが知られています。また、指導スタイルは後天的なものであることも知られています。自分の常習化しているスタイルをよく観察して分類をしてみましょう（図表1）。

図表1 指導スタイル

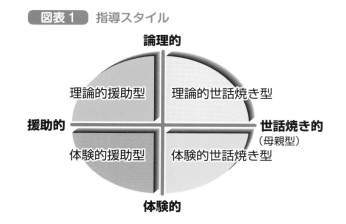

（1）理論的援助型

　このスタイルをもつ指導者の特徴は、教えかたは論理的ですが、仕事の具体的なやりかたについてはあまり口うるさく言いません。

　このスタイルをもつ指導者は論理的に物事を考えるため、理屈よりも行動を尊重し感覚的に学習するタイプ、カンファレンスなどを通して学習することを好まないタイプを苦手とする傾向があります。

（2）理論的世話焼き型

　このスタイルをもつ指導者は、論理的に筋道を立てて指導すると同時に、それについて細かく指導します。また、議論を通して相手が概念化できるよう、惜しみなく世話をします。

　このスタイルをもつ指導者は、相手に失敗をさせないよう注意を払うため、失敗を恐れず実験的に取り組むタイプや、体験的に仕事を発展させようとする学習スタイルの人を苦手とする傾向があります。

(3) 体験的援助型

　このスタイルをもつ指導者は、論理や理屈よりも実験的にチャレンジさせ、体験した結果から学ばせようとします。カンファレンスなどで考えかたを詰めることは好まず、どちらかというと、あまり細かい指導は行いません。論理的に教えるより、学習者のチャレンジ精神をバネに自由に体験させたり任せたりし、行動や実践を通じて習得させるタイプの指導者です。

　このスタイルをもつ指導者が苦手とする学習者は、論理的なことから学びたがる、慎重であるがゆえに体験することを恐れるタイプです。

(4) 体験的世話焼き型

　このスタイルをもつ指導者は、仕事は細かく指導しますが、指導の進めかたとしては理屈よりも行動そのものを重視します。カンファレンスなどで体験したことを議論し、共有することも好んで行います。

　このスタイルをもつ指導者は論理や理屈よりも行動や実践を重視するので、理論を学ぶことに興味をもつ、慎重であるがゆえに体験からさまざまな発見や応用をしないといったタイプの学習者を苦手とする傾向があります。

スタイルの不一致と対策

　学習者スタイルと指導者スタイルが一致している場合には、お互いに違和感がありません。ただし、学習サイクルの同じ位置に興味をもち前進していないことに気づかないという問題も抱えます。いっぽうスタイルが異なるペアの場合は、学習サイクルにおける好みの相違からお互いに苦手意識を抱きます。なお、1人の人間のなかで学習スタイルと指導スタイルとが一致していないことも確かめられています。学習スタイルは個性ですが、好都合にも、指導者スタイルは学習スタイルと異なり「仕事の特性」「学習者の個性」などに応じて変化します。このことから、指導者が学習者のスタイルに合わせて自分の指導者スタイルを変えられるように訓練すれば、学習支援をスムーズに実施することができます。

補足説明
指導スタイルに影響を与える要因

①相手の学習スタイル
　取っ掛かりは指導者スタイルで働きかけるものの、有効な方法ではないと感じるとおのずといろいろな方法を試し変化させていきます。

②仕事の性質
　仕事にある程度やり直しの機会が与えられている場合と、まったく与えられていない場合では、指導者のかかわりかたはおのずと変化してきます。

③緊急性の度合い
　仕事の緊急性が高くなることで、説明をやめたり自分で行ってしまったりする、などの傾向が出やすくなります。それが常習化してしまうことがあります。

④職場風土
　職場の指導者のかかわりかたが受け継がれていて、個性的なかかわりが許されない雰囲気があるときには全員が同じかかわりかたをするようになります。

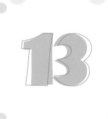

結果に対するフィードバック

フィードバックとは、相手の成長を願って事実を伝えること

学習者が自分の置かれている状況に気づき主体的に行動修正できる環境として「フィードバック」が用いられます。フィードバックはアメリカの軍隊での着弾訓練で使われたことが始まりとされています。

「標的から○メートルのところに着弾しました」と客観的な事実（YOUメッセージ➡54ページ）を伝えることで、学習者はそのメッセージを基に主体的に解決策を検討し、学習が進行します。そのうえで「○○の操作を行っているときに迷いが起きていたように感じました」と主観的メッセージ（I メッセージ➡54ページ）を付け加えることもできます。

フィードバックが学習者に与える効果には以下のようなものがあります。

①学習者は自分自身がとった行動を把握できる
②自分自身が周囲に与えている影響に気づくことができる
③自分自身の周囲への行動に気づき、集団における自分の位置づけを把握できる
④好ましい行動をとり続けるためのチャンスとなる

フィードバックの目的と効果

フィードバックは、問題行動をとっているときのみではなく、目標に向かって好ましい行動をとっているときにも必要です。なぜなら一生懸命患者をリラックスさせようとしているけれど「これで大丈夫だろうか……」と不安なとき、「今の声掛けで患者さんに微笑みが出ました」とフィードバックがあったら自信をもって続けられるからです。フィードバックの目的は、行動強化、行動変容、行動停止の3つです（図表1）。

図表1 フィードバックの目的

効果	具体例
行動強化	指導者のフィードバックから、目標とのギャップがないと気づき、自信をもって行動をとれる
行動変容・停止	指導者のフィードバックから、目標とのギャップがあると気づかされて、行動を止めよう、変えよう、と行動修正をする

効果的なフィードバックのためには

　フィードバックは学習者の目的達成のために行うものですから、闇雲に主観的な事実やメッセージを伝えてはかえって混乱します。フィードバックは次のような要件をつねに確認して行います。

> ①学習者が目的としていることを口頭で確認する
> ②学習者がフィードバックを求めている
> ③フィードバックはタイムリーに行う

　フィードバックには「賞味期限」があるといわれています。客観的な事実も相手が忘れてしまったときに伝えたのではⅠメッセージと受け取られかねません。素直に受け取れなくなるのでは効果は望めなくなります。

フィードバックとは呼べないメッセージ

　フィードバックとは、受け手が目指す目標に対する現状を伝えることで受け手にギャップに気づいてもらうことが目的です。それをきっかけに受け手が主体的に問題解決プロセス（図表2）を展開することを狙っています。しかし、私たちはフィードバックと称して図表3の①〜④のような、フィードバックとは言えないメッセージを伝えることがあります。このようなメッセージでは、図表2の問題解決プロセス①〜④が踏めず、受け手は混乱します。

図表2　問題解決プロセス

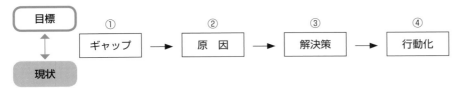

図表3　フィードバックとは言えないメッセージ

メッセージの質	具体的なメッセージ
① 評価	全然ダメ。できている。できていない
② 批判、悪口、解釈、判断	やる気ある？　この間も教えたよね。　向いてないね
③ 指示、命令、強制 　　提案、アドバイス	そうじゃなくて○○してください ○○のほうがいいと思うよ
④ 忠告、脅迫、 　　励まし、称賛	教えるのは今回が最後だからね 大丈夫、みんな失敗してるし すご〜い

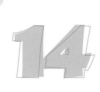

フィードバック・コントロールとは

フィードバックを受け止める姿勢を育てる

　フィードバックは学習者にショックを与えることがあります。同時に、それは主体的な学習につながる「気づき」の瞬間でもあります。しかし、中には「指摘されたくない」「指摘されたらどうしよう」と防衛姿勢をとる「プレショック状態」に陥る人がいます。プレショック状態の人は、他者から優れたフィードバックがあっても気づきや成長につなげるのは困難です。そこでフィードバックの受け止めかたを磨く努力も必要です。チェックリスト（**図表1**）はそのきっかけづくりとして効果的です。

図表1　「効果的にフィードバックを受け止める態度」チェックリスト

	内　　容	チェック
1	まずはフィードバックを傾聴する姿勢を保つ	
2	自分が行ったことへの言い訳や正当化する姿勢を脇に置く	
3	判断や解釈を脇に置いて聞く	
4	非言語的なコミュニケーションにも注意を払って聞く	
5	曖昧な表現のときには相手が真に伝えたいことを聞き出す質問をする	
6	複雑な内容の場合にはグラフィック化する	
7	消化しきれないときには時間がほしい旨を伝えて留保する	
8	保留していたフィードバックは冷静になってから必ず再度考える	
9	自らほしいフィードバックを要望する	
10	フィードバックに対しては行動を起こす	

フィードバック・コントロールとは

　一方、劣るフィードバックを投げかけられたとしても、受け手が自ら行動変容につなげるために不足している情報を質問などで補い、生産的なものとしてゆくことをフィードバック・コントロールと言います（図表2）。
　たとえば、「あなたが何を申し送りたいのか全くわからないわ」のような辛辣なⅠメッセージを伝えられても、自分が申し送った内容のどの部分

（YOU メッセージ）を改善すればよいか問題解決にはつなげられません。

　しかし、受け手が「申し訳ありません。よろしければ、どの部分が特にわかり難かったかを教えて頂けますか?」のように質問をする。と、先輩から「『患者は調子が悪そうだった』と言ってたけど、何があったわけ?」のように不足していた YOU メッセージが来ます。このことから自分が申し送った内容に何が足りなかったかに気づかされるのではないでしょうか。

図表2 フィードバック・コントロール

優れたフィードバック

| 効果的 生産的 | 言われたことを 気にしない 行動変容に進めない |

上手に受けた　　　　　　　　　　　　　　　　　　　　下手に受けた
フィードバック　　　　　　　　　　　　　　　　　　　フィードバック

| 受け手が発信者に 質問をするなどして生産的なものに変化させる | 葛藤 |

劣るフィードバック

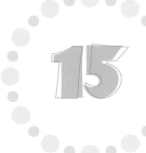

自己認知の4点セットを使ったリフレクション

リフレクションとは

「脅かし表現を使わない」と決意したにもかかわらず、同じ行動を繰り返してしまうことがあります。この状況を打破するには「好ましい行動にブレーキを掛ける価値基準」を把握し、とらえかたをアップデートするリフレクションが必要となります。

> **リフレクションとは**
> 自らの経験を客観的に眺め直し、自らの物の見かた、自らの内面をクリティカルに振り返り、そこから見えてきた新たな発見、気づきを基に自らの物の見かた、自らの内面を環境変化に合わせてアップデートする行為です。

リフレクションの進めかた

リフレクションは、成果の善し悪しは一旦脇に置き、客観的に出来事を観察することから始めます。そのうえで「将来にわたって自分にとってたいせつなことを確かめる」、そして、それを手に入れるために変えられるものはないかを考える一連の流れが重要です。

Step1　自分の経験を「言動」「経験」「感情」「価値観」に切り分けて可視化する（自己認知の4点セット）

項　目	具体的な問い
言動	振り返りたい言動は何か？
経験	その言動に影響している経験や経験を通して知ったことについて思い出す？
感情	その経験には、どのような感情が紐づいていたか？
価値観	言動、経験、感情を俯瞰してみて、自分がたいせつにしていたことは、何だったか？（価値観、判断の尺度、こだわり、ものの見かた）

出典：熊平美香. リフレクション〜自分とチームの成長を加速させる内省の技術. ディスカヴァー・トゥエンティワン.

補足説明

**リフレクションが
個人にもたらす効果**

・成功、失敗の内的要因を明確にできる
・習慣的行為からの脱却ができる
・自己観察による自己理解を促進する
・状況からの概念化力が育つ
・意思決定力の向上が図れる
・学習ニーズを明確化できる
・エンパワーメントの向上が図れる

Step2 自己の感情を観察し、受け止める

Step3 それはそれとして、将来に向けてたいせつにしていることを確認する

Step4 たいせつなことに向けて自らの物の見かたを変えられることを検討する

Step5 行動計画立案する

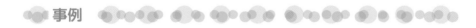 事例

Step1

言動	配膳から20分経っても3割しか食事が進んでいない患者に「食べるんですか？食べないんですか？食べないなら下げますよ」と言った。
経験	食事後、検査室に搬送の指示が出ている患者だ。 前回も同じ状況だった。オペ後の回復力をつけるためにもシッカリ食事はとって頂きたかったので、50分後8割食べたところで下膳と着替えの手伝いをしていると、検査室から「検査の予約の患者がまだいらしていませんが……」と催促の電話がある。 先輩看護師から「ホント、段取り悪いんだから」とキツク叱られた。
感情	とても悔しかった。
価値観	計画的に、段取りよく仕事を進めることは、私が目指していることだ。 先輩看護師に信頼されたい。

Step2 私は「段取りが悪いと先輩看護師の信頼を失うかも」と不安になっている。

Step3 先輩に信頼されることも「患者に状態に寄り添える看護師」として患者に信頼されることも私が目指していることだ。

Step4 私にできることは、検査の予約時間を変更できるかを相談してみる。あるいは、このような患者さんが時間内に食事を完了するにはどのような方法があるか先輩に相談してみる。

Step5 患者の食事にかかっている時間を把握する。
食形態を見直す。また、検査予約時間について検討できるか申し送り時に相談をする。

　リフレクションを通して「個別のニーズに応えたケアの提供」を目標とする中で直面した困難に「自分の力で完結する」との考えを持っていたことに気づき「チーム力で完結する」へ学び直しをした様子がうかがえます。

コミュニケーションタイプ

コミュニケーションの癖

　人はそれぞれにさまざまな癖をもっており、それは「強み」とも取れることを一貫して説明してきました。しかし、フィードバックの受け取りかたなどは、コミュニケーションの癖によって大きく異なります。指導者はあらかじめ学習者の癖を理解する姿勢をもち、観察しながら冷静な対応をしていく努力が求められます。また、指導者にも当然コミュニケーションの好みがあります。それを知らずに自己の好みを相手に押し付けたりしないように自己観察と自己認識をする必要があります。

コミュニケーションのタイプ分け

　ビジネスコーチを育成する企業「株式会社コーチ・エイ（旧株式会社コーチ・トゥエンティワン）」の研究では、「自己主張が強い・弱い」と「感情表出が大きい・小さい」の2つの軸・4タイプ（図表1）に分類しています。そして、それぞれがとる行動の基盤となる考えかたに基づき、「コントローラー」「プロモーター」「アナライザー」「サポーター」という呼び名を付けています。私たちは、それぞれのタイプを理解し受け入れるこ

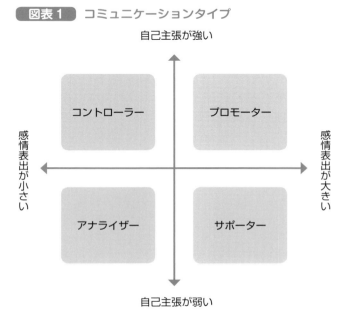

図表1　コミュニケーションタイプ

とで心の動揺を沈め、新たなアプローチを見出すことができます。

　それぞれのタイプを理解する手掛かりとして次ページ図表2を活用してください。また、タイプを客観的に知りたいと考える方はコーチ・エイのウェブサイト「Test.jp」でセルフチェックテストもできます。
https://test.jp（株式会社コーチ・エイの運営するセルフチェック専用ウェブサイト）

タイプを知って対応する

　診察室でよく見る光景を例に、タイプの相違が生み出すコミュニケーションギャップを説明しましょう。

　「先生、昨日から熱があり鼻水は出る、のどは腫れているで、たいへんです。かぜだと思うのですが薬をいただけますか」。このようなアプローチをする患者さんは「プロモーター」の要素が強いようです。それに対して「かぜかどうか、薬を出すかどうかはこちらが決める」とつぶやくように言っている医師なら「コントローラー」の要素が強いのではと推測します。それを見て「どちらにフォローを入れようか」と戸惑うナースがいたら、双方に受け入れられるよう対処しようとしているのですから「サポーター」でしょうか。

　「自分の言っていることが相手にどのような影響を与えているか」に強くこだわるプロモーターは、「相手に選択させたくないがために、ボディランゲージなどを含めて判断基準を提供しない」コントローラーのようなタイプが苦手です。上述のような場合は、後から情報の補足をするチャンスをつくり、対処することがたいせつです。たとえばこのナースはプロモータータイプの患者さんの意見を復唱するなど、伝わっていることをオーバーに伝える必要があります。そして、どれくらいの熱か、など客観的な情報を医師が把握できる状況にもっていくことで険悪な状態をコントロールすることができます。

　こうしたタイプ分けは、もちろん新人ナースにも当てはまります。コミュニケーションタイプごとの指導ポイントを125ページ図表3にまとめました。

図表2 コミュニケーションタイプの理解

タイプ	このタイプがもつ価値観や心理	態度などの特徴
コントローラー	自分が物事を判断できる環境にあることが最も重要です。まくし立てる話しかたや説明不足など、判断の自由を奪う態度が相手にあるとイライラしてきます。たとえ反論であったとしても、判断の材料になる論拠を示されれば関係がスムーズにいきます。	・会話のなかであまりうなずかない ・指示的な態度に強く反発する ・決断力がある
プロモーター	自分の行動や発言による周囲の反応に目を向けるタイプです。話を途中で遮られると自由を制限されたと感じ、ストレスを感じます。また、「うなずく」「笑う」など聞き手の明確なレスポンスがないと戸惑いを感じます。	・アイデアを出してくる ・やや飽きっぽい ・よく話すが、あまり話を聞かない
サポーター	「合意」を何よりもたいせつにします。全面的に任せられると困惑します。小さな意思決定のたびごとに話し合いと合意を必要とします。「お疲れさまでした」のねぎらいの言葉や「長時間ありがとうございました」などの感謝の言葉があると、このタイプは主体的になれます。	・協力的で穏やか ・人の心に敏感で対立を避ける ・リスクに弱い
アナライザー	正確であることを最もたいせつにします。あいまいな点を残したまま前に進むことはできないタイプなので、「とりあえずやってみましょう」のような誘いかたには乗れません。具体的な論拠を最も欲しがるタイプです。	・具体的なデータを集め分析する ・突然の計画の変更や混乱に弱い ・自分のことをあまり話さない

タイプ	質問のポイント	承認のポイント	リクエストのポイント	提案のポイント
コントローラー	・基本的に質問されることは好まない。 ・質問をすることが相手の質の高い判断につながるということを納得させる。 ・先生的に振舞うので「教えてほしい」「聞かせてほしい」の質問は受け入れられる。	・コントローラーは人を寄せ付けない雰囲気があり、承認欲求はあまりない。毅然と向き合う姿勢のほうがたいせつだといえる。	・真剣に、相手を直視して単刀直入に要望すること。少しでも遠慮があると「拒否しても大丈夫」と判断してしまう傾向がある。	・「提案」よりも「要望」のほうが良い。 ・提案をするときには選択肢を3つ以上提示し判断できる環境をつくる。そのうえで「考えを聞かせてほしい」と判断を求める。
プロモーター	・基本的に質問されることが好きである。 ・質問に答えてきたときに明確に「なるほど」「ほかにはどうですか」などとレスポンスをすると、どんどん思考を拡大する。 ・「もし～だったら」「最も重要なことは」の質問が機能する。	・承認によるモチベーションが最も期待できるタイプ。 ・「存在感がある」「影響力がある」「周囲をはっとさせる」などの言葉で心を弾ませる。	・プロモーターへの要望は相手の能力や影響力に期待を寄せていることを前提にしていることを伝えることがたいせつ。 ・行動を持続させることは不得意なので、そのような要望を出すときにはサポート体制をつくる。	・プロモーターへ不用意に提案をすると「自分のやりかたを否定された」と取ることがある。 ・プロモーターの考えていることをよく聞き、承認したうえで「ほかにもこんな考えかたがあるね」というスタンスが良い。
サポーター	・質問をする前に相手に承認のメッセージを伝えることがたいせつ。 ・質問に対してノンバーバルなメッセージが出やすい。	・Iメッセージ（➡54ページ）での承認の言葉に安心感を抱く。 ・結果への承認よりもプロセスにおける承認がより重要なタイプ。	・要望には「yes」と返答する。無理しているのではないかと感じたら「何か気掛かりなことなどありませんか」と状況を確かめる。	・選択肢を与える場合にもこちらの顔色を気にするタイプ。ボディランゲージに注意を払い相手の提案も聞く場をつくる。
アナライザー	・「最近どう？」のような大きなチャンク（➡164ページ）での質問に戸惑う。「○○について聞かせてほしい」のように的を絞った質問がたいせつ。 ・質問に対する返答の時間を十分にとる。	・安易な根拠のない承認には到底乗れないタイプ。逆に警戒感が高まる。	・正確な判断を重視するタイプなのでリスクをあらゆる角度から考える。 ・こちらからの要望にすぐ返答を求めず情報収集の時間や咀嚼する時間を与える。	・計画的なタイプなのでそれを無視したり安易に否定する提案は聞き入れない。したがって、相手のスケジュールを軸に提案を考える。

ライフバランスを整える

本来の自分を発揮できないさまざまな理由

研修講師をしている私は、「やる気のない態度」「集中できない落ち着きのない態度」に感じられる受講者をしかってから、「もっとよく聞いてあげればよかった」と反省した経験があります。

たとえば、研修歯科医師の新人研修で、講義に集中していないことを注意したところ、「午後、国家試験の発表なのですが、あまり自信がないので心配で集中できません」。

グループワークで、気分にムラがあり周囲を困惑させているメンバーに注意をしたところ、「昨晩、夫から離婚を持ちかけられて……（涙、涙）」。

日ごろとても優秀だと感じている人が、ある時期になってなぜかパワー不足になっているときなどは要注意です。このような状態のときにしかることは逆効果です。したがって、指導者は学習者の心理的状態に気づける感性を養う必要があります。

ライフバランスを整える

90歳を過ぎても元気で豊かな人生を送っている数百人の方々に、長生きと成功の秘訣（ひけつ）をインタビューしたところ、①身の回りの環境、②経済・仕事、③健康、④人間関係の4つの点において、つねに気掛かりがない状態を保っている、という調査結果がありました。ですから研修などにおいてパーソナルコーチは、つねにクライアントがこの4領域、すなわちライフバランス*が崩れていないかを把握しています。

スポーツの世界で有能なプロプレイヤーは、さまざまな心の雑音を払いのけて集中できる、自己統制力を高める訓練ができています。たとえば、トリノオリンピック・フィギュアスケート金メダリストの荒川静香選手は、「前の選手の演技に対する観客の声援が、勝ちたいという気持ちや平常心をかき乱してしまうことに気づき、自分の出番を待つあいだはヘッドフォンで自分の演技の曲を聞くことにした」と話していました。このような訓練に重要な役割を果たしているのがコーチです。新人看護職員臨床研修が今後広まるにつれて、プリセプターには1年生のコーチや2年目ナース担当としての機能が求められていきます。

● 用語解説 ●

ライフバランスとワークライフバランス

似通った用語ですが、ライフバランスとは、現時点における生活上の未完了や妥協がない状態を示し、ワークライフバランスとは、人生を長いスパンでとらえて仕事・家庭・余暇・学習を各年代にどう位置づけるかという指針を示します。つまり、自身の人生におけるワークライフバランスを念頭に置きながら、現時点でのライフバランスを整えていく、ということになります。

妥協をなくし、未完了を完了させる

　次ページのライフバランスチェックリストなどを用いて客観的に現状を把握することは、面談をスムーズに進めるための手助けになります。とても低いところはもちろんですが、非常にうまくいっているところも着眼点になります。たとえば「キャリア／仕事」に全力を注ぐことによって他の要素への配慮が欠けてしまうこともあるからです。

　「完璧な妻」を目指している専業主婦の友人の話ですが、「『アイロン掛けがたまってしまうから飲み会はご遠慮するわ』と友人の誘いはほとんど断った。しかし、あるとき夫に『私は家庭のために自己犠牲を払って我慢してきた』と不満をぶつけると『クリーニングに出して飲み会に出たらよかったじゃないか』と言われ、私をわかっていないと大泣きをした」とか。これは「みずからが行動を起こさなかった」（アイロン掛けという仕事を抱え込み手放さない、したいと思うことがあることを夫に伝えないで済ます）というところに問題があります。

　どちらも自分が行動を起こさなかったことなのに、「夫は私を理解しない」と他人を批判してしまうのでは人間関係に問題が起きてきます。

　「まあ、いいかと先延ばししていること」「しょうがないとあきらめの姿勢をもちながらも引きずっていること」を洗い出し、完了させることがたいせつです。解決するには「実行する」だけではなく「あきらめる」という選択肢もあるのです。

　もっともその前提には、自分はいったいどのような生活を理想としているか、「価値」が明確でなければなりません。ライフバランスの数字があまりにも小さい場合には、「価値を活かす」面談、つまり生活のなかの何に価値を見出すのかという視点からの面談に切り替える必要があります。

2

指導者としてのスキルを高める

チェックリスト

ライフバランスチェックリスト

これは、あなたの生活がそれぞれの領域でどのくらいの満足を得ているのか測るものです。当てはまるものにチェックしてみてください。さらにそれらを、1つ2点で計算し、それぞれの領域での得点を算出してください。

①コミュニケーション

☐ 遠慮のいらない友だちをもっている
☐ 親友がいて、彼らには誠意をもって接している
☐ 知的面でも、情緒面でも刺激になるような仕事上のネットワークに属している
☐ 自分にとってたいせつな人々に愛されている
／10点 ☐ 家族や親戚とは、楽しく過ごしている。障害や過去の問題について克服した

②ヘルス

☐ 自分のための時間はたっぷりとっている
☐ 体はとても健康的な状態にある
☐ 運動したり、歩いたり、毎日、体を動かしてストレスを軽減させている
☐ アルコールやカフェイン、タバコなどで、体を汚さないようにしている
／10点 ☐ 健康上の問題については、適切で信頼できる効果的な処置を受けている

③マネー

☐ 経済的な自立ができる予定、または、すでに自立している
☐ 経済的成功のために働いてはいない。お金を得るために努力したり、無理したりする必要はない
☐ 気になってストレスになるような投資はしていない
☐ お金についての知識をもっている。お金がいかにして得られるか、また失われるかについて知っている
／10点 ☐ 収入の、少なくとも10%は、さらに収入を増やすために投資している

④マネジメント

☐ 1日を過ごすのに、十分なバイタリティをもっている
☐ 仕事をうまくこなしていくために必要な道具、機器などはそろえている
☐ 物事は先延ばしにしていない。起こったらすぐ行動、対応するか、対応してもらうようにしている
☐ 自分のゴールが何かをよく知っている。熱心に効率よくその実現に向かっている
／10点 ☐ 私を煩わせる人や疲れさせる人とは、いっしょに過ごさない

⑤キャリア／仕事

☐ 私の仕事／職業は達成感があり、自分を成長させてくれる
☐ 自分に合った適切な業種や分野で働いていて、将来がとても楽しみである
☐ 毎日仕事に行くのが楽しみである
☐ 仕事について、上司、顧客、同僚から評価されている
／10点 ☐ 仕事環境は刺激的であり、また支援をしてくれるので、私の能力は最大限に発揮されていると感じる

⑥ニーズ／価値　　　　□ 自分が楽しめる趣味をもっている。週末や休日は楽しみ

□ 自分にとってパーフェクトなライフスタイルを構築し、それを実現している

□ 自分の持ち物、家具、スタイル、照明、雰囲気、服装が気に入っている

□ 気が進まないときは我慢はしない

／10点　　　□ 私はつねづね、いろいろなことに挑戦しているので、成長していると感じる

総合得点　　　／60点

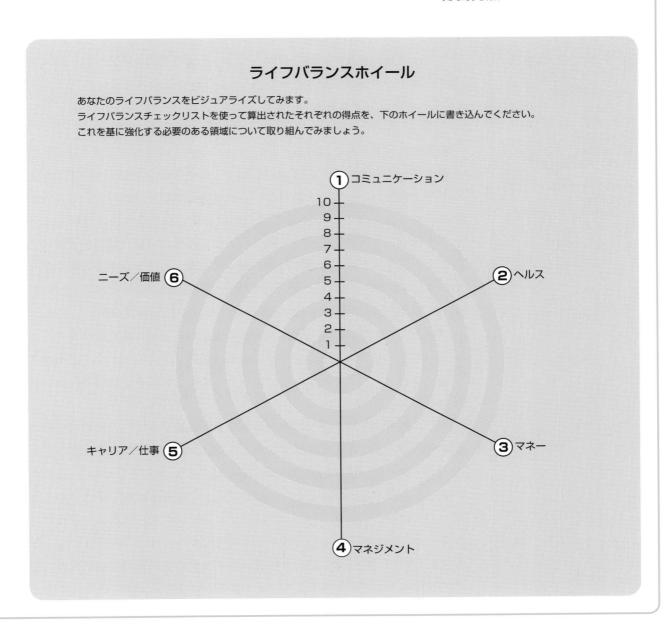

ライフバランスホイール

あなたのライフバランスをビジュアライズしてみます。
ライフバランスチェックリストを使って算出されたそれぞれの得点を、下のホイールに書き込んでください。
これを基に強化する必要のある領域について取り組んでみましょう。

EQ の磨きかた

EQとは

EQ（Emotional Intelligence Quotient：感情指数）とはIQ（Intelligence Quotient：知能指数）に対比する造語です。コンピテンシーの発見者であるマクレランド博士の弟子であったダニエル・ゴールマンは、「リーダーとして継続的に業績をあげ続けている人は、心を積極的にマネジメントするために7つの要件*で高い特性を維持している」ことを発見しました。そして、自分の思考や感情を理解して受け止める能力、あるいは、他人の思考や感情を理解して受け止める能力からEQとしたのです。

感情をマネジメントする

指導中にイライラした態度やネガティブな態度で部下を混乱させてしまう事態を招きがちな人がいます。これは、自分のなかで起きているイライラ感や不安な思いが何から起きているかを考えず相手に向けていることが考えられます。たとえば、「患者さんには冷たいペットボトルを持って行くよう指示したのに、それ冷えてないよね」と怒ったように指摘する。このようなイライラは「自分の指示を聞くべきだ」という観念から起こるものです。これが「指示はあくまでもルールのなかの1つであり、状況によっては相手が変更することがあるものだ」という観念をもっていれば「それ冷えてないけれど、どうしたの？」と冷静に状況を確認できるでしょう。指導者の心理的状態は学習者に多大な影響を与えます。そこで指導者には感情をマネジメントする力が求められます。これが「自分と向かい合うためのEQ」です。

また、相手がイライラしていることの要因に気づくことで私たちはその衝撃を回避することもできます。たとえば、コントローラータイプはプロモータータイプの歯切れの良い迫力ある話しかたが苦手なため、「あなたのまくし立てるような話しかたが嫌いです」と拒否反応を示すことがあります。プロモータータイプとしてはファイティングモードに入りそうになりますが、相手がコントローラーだと理解していれば、「そうなのね。どんな話しかたが理想ですか」と冷静に向き合えます。指導者は学習者の心理的状態やタイプに興味をもち、かかわりかたをマネジメントすることが求められます。

補足説明

**心をマネジメントする
7つの要件**

自己と向かい合うため
　①自己観察
　②自己認識
　③感情マネジメント
　④主体的選択
　⑤楽観的なとらえかた

他者と向かい合うため
　⑥他者理解
　⑦目的をもったかかわりのマネジメント

自己観察力、自己認識力をはぐくむ

　感情のマネジメントには、自分のなかの思考と感情の関連性を認識しておく必要があります。たとえば、「メールを出したのに返信がない」と不安な気持ちになると「普通は『メールいただきました』と返すわよね」と、自分の考えかたの基準に照らして相手を批判する感情が起きてきます。

　私たちは過去の経験から、出来事に対する「独自のとらえかた」を育てています。これが固定観念や信念と呼ばれるものです。

　前述の事例で「忙しいのだろう」「あまりメールに返信をしないタイプなのだろう」ととらえれば、批判的な感情は生まれないのです。自分の感情を生み出すとらえかたに、なんらかの傾向がないかを自己観察し、認識することができれば感情をマネジメントできるようになります（図表1）。

図表1 「とらえかた」の傾向に気づき、「感情」をマネジメントしていく

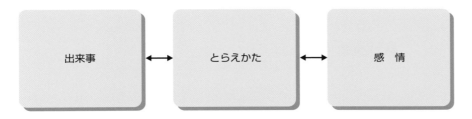

| 出来事 | ⟷ | とらえかた | ⟷ | 感　情 |

感情をマネジメントする力を高める

　「もし○○だったらどうしよう」「○○しなければならない」と考えると、私たちは不安になったり、イライラしたりします。逆に「もし○○でも、どうにかなると思う」「きっと○○できる」となると心は落ち着きます。このような心のなかの短いセンテンスを「ビリーフ」といいます。ビリーフは、過去の経験や過去に下した判断に基づいています。

　このビリーフには前者のように不安をかきたてるビリーフ（非合理的ビリーフ）と、後者のように、冷静な態度に調整しやすいビリーフ（合理的なビリーフ）があります。

　「新人は謙虚でなければならない」というような非合理的なビリーフを抱えていることに自分で気づいたら、感情をマネジメントしやすい合理的ビリーフへと書き換えればよいのです。もちろん、それには努力を必要としますが。

つねに主体的に選択する

私たちはどのようなときでも自分で判断し選択する姿勢をもたねばなりません。「プリセプターをさせられている」というとらえかたであっても、「納得しないままではあったが、みずからプリセプターとなることを選択した」という考えかたをしたら、心の状態はずいぶん変化しませんか。受け身の自分に気づいたら、この方法で言い換えてみましょう。

「かかわりのマネジメント」を考える

他者とのあいだに葛藤が起きたとき、自分と相手のどちらがファイティングモードになるのか、逃避に走るのか、その傾向を把握してかかわることがたいせつです。

たとえば、新人ナースが重大なことを自分に相談せずに自分の友人に相談していると気づいたときなどには、少なからず葛藤が起きるものです。このようなとき、あなただったら図表2のどちらの姿勢をとりますか?

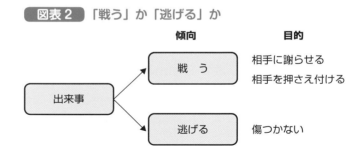

図表2 「戦う」か「逃げる」か

戦えば関係が壊れ、逃げれば問題解決が先送りされます。EQの目的は、双方の成長や成功を手に入れることです。他者とのあいだに葛藤を感じたとき、「相手とコミュニケーションを交わす目的は何か」と自分に問い掛けてみてください。「相談相手として成長したい」が、かかわることの目的であることに気づけたら、新しいコミュニケーションのかたちを探すことを始められます。

- だれとかかわっているか
- かかわることの本当の目的は何か
- 目的のために、どのようなコミュニケーションを交わすか

EQ チェックリスト

《リストの使いかた》　①気になる項目を取り上げる
②1カ月以内にいくつ OK にするかを決める
③各項目を OK にするためにできることを明確にする
※ コーチを付けて取り組むと効果が上がります。

（1）自己と向かい合うための EQ

①自己観察
- [ ] 自分の感情が波立つとき、なぜなのか考えている
- [ ] 体の感じかたや体のサインに気づくことがある（特定の刺激に不快感を抱くなど）
- [ ] 自分がどのような基準で判断しているのかを考える
- [ ] 考えていることと感じていることの相違がわかる
- [ ] 会話の際に、自分がどのような意図をもって話しているかを考える

②自己認識
- [ ] 自分の強みや弱点などを説明することができる
- [ ] イライラしているときに自分のどのようなとらえかたに起因するかを理解している
- [ ] 今の自分の気持ちを言葉にして伝えられる
- [ ] 今、自分が何をしたいかを説明できる
- [ ] 相手との会話のなかで自分が何を意図してかかわっているのかに気づいている

③感情マネジメント
- [ ] 私は積極的だが、受け身でも攻撃的でもない
- [ ] 自分に怒りをぶつけて来た人に話しかけられる
- [ ] 自分のネガティブな表現に気づき肯定的な表現に変えている
- [ ] 意に反する主観的フィードバックを受けても割り切って受け入れられる
- [ ] 討議の最中の反論に対しても、その場のことと割り切ることができる

④主体的選択
- [ ] 何ごとにも優先順位を付けて取り組んでいる
- [ ] ここぞ、というときに発言している
- [ ] 失敗しても「いい経験をした」とすぐに立ち直れる
- [ ] 目標には最後まで食い下がっている
- [ ] 将来のビジョンを描けている

⑤楽観的なとらえかた
- [ ] たいていのことは、うまくいきそうな気がする
- [ ] うまくいかなかったとしても自分の一部分だけの問題と思える
- [ ] うまくいかなかったとしても自分だけに原因があるとは思わない
- [ ] 人生は自分の力で切り開けると思う
- [ ] 努力は必ず報われると思っている

（2）他者と向かい合うための EQ

⑥他者理解
- [ ] 相手の声の調子や表情に敏感だ
- [ ] 初対面の人とも違和感なく話せる
- [ ] 困っている人がいると助けたくなる
- [ ] 歴史的な人物の伝記などを読むことが好きだ
- [ ] 映画などの登場人物の気持ちがよくわかる

⑦目的をもったかかわりのマネジメント
- [ ] 難しい問題を持ち込んできた人の話を聞くことができる
- [ ] たとえ、どのようなときにも他人を傷つけるような言動はない
- [ ] ボランティアなど社会活動には積極的だ
- [ ] 涙を流している人といっしょにいることができる
- [ ] 機嫌の悪そうな人に話し掛けることができる

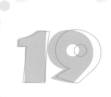

後輩のモチベーションを向上させる働き掛け

ビジョンを明確にして主体性を向上させる

(1) キャリアをデザインさせる

「将来の自分の姿」と「現在の自分」がつながっている人ほど集中力が高いといわれています。逆に、現在の自分が将来にどうつながるのかをイメージできない人ほど不安感が強く、インシデントも多いといわれます。プリセプティに対し、行き当たりばったりの生きかたを容認するのではなく、将来に向けてキャリアをデザインさせるという考えかたがたいせつです。

日本でキャリアというと過去の職歴に目が向けられがちですが、もともとは senior（極めた人）に向けて career（疾走）している人という意味です。目標志向性（Goal Oriented）には個別に強弱があるものの、目標が明らかになると人は無意識に達成への努力を開始します。キャリア研修に出て1年を経過した人から、「10年後の理想の姿を考え始めてからの1日は、それ以前の1日とは質が異なった」とのコメントを聞いたことがあります。プリセプティにも「10年後どのように働いていることが理想ですか？」と問い掛け、イメージさせる機会をつくることがたいせつです。

(2) 「その人らしさ」に働き掛ける

ナースの皆さんに「働くことの意義は？」と問うと、ハーズバーグの動機づけ理論の2つの要因（図表1）がはっきりと出てきます。特に「促進要因」はモチベーション向上に重要で、自己価値すなわち「自分らしさの源」につながるものです。

エキスパートナースに向けてつねに新たな仕事の方法を見つけ出す冒険をする、看護研究に取り組むことで新しい発見をする等々。これらを考えることは本来自己責任ですが、日本ではまだまだ上司の役割とされています。

図表1 ハーズバーグの動機づけ理論

衛生要因 （ないと不満に感じるが、あっても やる気にはつながらないもの）	促進要因 （なくても不満ではないが、あると やる気につながるもの）
・給与 ・労働条件（福利厚生、職場環境） ・人間関係 ・管理監督 ・政策、方針などの制度	・職務目標の統合 ・業績、目標達成 ・内的、外的承認 ・賞賛、励ましなどの精神的報酬 ・職責（責任・権限）

（3）指示・命令からリクエストへ変える

リクエストとは「相手の将来の最高の姿をイメージして要望すること」と定義されます。

詳細は 168 ～ 169 ページに譲りますが、リクエストは相手が自己価値をどのように生かそうとしているかをイメージできていなければできません。また、相手が理想をもっていない場合、あるいはその理想が現状維持的なものでは、リクエストは機能しません。「お金が稼げればよい」というように、仕事のなかで自分らしさを感じようとしないケースです。いっぽう、指導者が「育ててもいずれ辞めてしまうなら、組織にはなんらメリットはない」との考えかたをもっている場合もリクエストは困難です。

（4）明確な評価基準を示して褒める

目標が示されただけで行動が継続する人は 2％ 程度といわれています。目標達成のためのやりかたを指導されて継続的な行動がとれる人は 57％、結果に対する評価で継続的行動がとれるようになる人は 80 ～ 100％ との調査があります。

ポイントは、行動強化のフィードバック、つまり「褒める」という行為です。褒めるという行為がなければ後輩のモチベーションは維持されず、行動はいずれ消滅します。ただし、後輩の達成動機や行動を誘発するために、指導者は「何をすると褒められるのか」を目標面談などで明確にする必要があります。その際、「患者満足に貢献する」といった抽象的な提示ではなく、「ナースコールには 3 分以内に訪室する」と具体的に示すようにしましょう。なかには「褒めどころが見つからない」と嘆く人がいますが、結果が出たら褒めようとしているからではないでしょうか。たいせつなことはプロセスです。「訪室までに 4 分掛かりましたが、3 分以内にどうにか訪室しようと努力しているように見受けられました」というように、目標を達成しようとして起こした行動を褒めることがたいせつです。

論理的な説明でモチベーション向上を図る

ビジョンをただ示すだけでは十分ではありません。そのプロセスや必要性が論理的に説明されることで初めて後輩は動機づけされます。

（1）ロジックツリーで対話を整理する

どのような思考を経てその手段にたどり着いたかをわかりやすくするためには、ロジックツリー（➡94 ページ）が有用です。指導者であるあなた自身も、情報を整理する際にモレなくダブリなく、論理性に基づいて進めることができます。

(2) 評価ではなくフィードバックをする

　「できていない」としかられる、「そうではない」と否定される、などは自分の行動が目標に届いていないことを知らされる情報です。しかし、行動を変容させるにはあまりにも情報が少なすぎ、モチベーションもダウンするばかりです。

　フィードバックとは「相手の成長を願って客観的な事実、主観的な事実を伝えること」と定義されます。54ページで述べたように、相手がどのような状況にいるか、事実に基づいてありのままを伝えることで、指導される側が主体的に行動を修正する、あるいは行動を継続する動機づけとなります。しかし、フィードバックは受け取り手にも左右されます。どんなにすばらしいフィードバックでも機能しないことがあることも、心にとめておきましょう。

制約のなかでいかにパフォーマンスを上げるか

　制約条件が多いほど集中力が高まる場合があります。たとえば、子育て中の人は独身者よりも仕事を効率的に進めて短時間で終了させて帰宅できている、などです。いっぽうで、制約条件があると行動がさらにトーンダウンしてしまう人もいます。たとえば、研修後のレポートを提出する課題があるために忘年会などを土壇場で欠席する、しかしレポートも進んでいない、などです。両者の相違はどこにあるのでしょうか。

(1) 未完了・妥協事項を書き出させる

　人は未完了や妥協の事柄があると、それを早く終了させようと考えることにエネルギーを費やしてしまい、次の行動がとれなくなります。

　研修後のレポートが終了していないので忘年会を土壇場で欠席してひんしゅくを買うなどのことがあると、この人は人間関係を修復する手立てを講じなければならないという、新たな未完了の課題を生み出します。「レポートを提出する」という1つの課題だったはずが、「人間関係を修復する」という2つめの課題が出てくるわけです。本人にとって人間関係の修復のほうが気掛かりな課題だとすると、結局はレポートに集中することは困難になり、2つの課題が残ってしまうというメカニズムです。未完了や妥協を減らすことができなければ、気ばかり焦って行動化はされません。

　パフォーマンスが高い人たちは、まず未完了事項を書き出しています。毎日それを繰り返すだけで効果があります。さらに、期限を切って完了させることを3人以上の人と約束すると、より効果的です。新人のときからこのことを習慣化させる指導をするとよいでしょう。

(2) ワークライフバランスに取り組む

　ワークライフバランス（➡126ページ）とは、128～129ページにあげたライフバランス6項目を、妥協することなくすべて確保することを指します。組織的にワークライフバランスに取り組む意義は、キャリアの回復や補助です。具体的には、Off-JTに参加するなど自己開発の時間が確保できる、私生活や地域活動を充実させられる時間がもてる、子どもがいる人であれば仕事と育児とが両立できる、などがあげられます。

　また、労働の質を保ちつつ労働時間を減らすのでなければ、人は育ちません。アメリカ大リーグでは休み時間をまったく取ることなく密に練習して、午後3時には練習を切り上げるといいます。日本のプロ野球チームは小さな休憩をたくさん取りながら夕暮れまで練習するので、ワークライフバランスは取りにくいとイチロー選手が話していました。日本の看護界では二交代制の導入が進んでいます。これは、ワークライフバランスの代表的な取り組みの例です。

> **チェックリスト**　後輩のモチベーションを向上させる働き掛けができているか
>
> **ビジョンを明確にして主体性を向上させる働き掛けができているか**
> - ☐ 後輩の自己価値、強みを把握している
> - ☐ 自己価値を満足させる褒めかたをしている
> - ☐ 指示・命令ではなくリクエストをしている
> - ☐ 後輩の市場価値を認めている
> - ☐ 後輩が目指す理想に関するキャリアモデルを示している
> - ☐ 何が評価されるかを具体的に示している
> - ☐ 将来のビジョンを尋ね、いっしょに考える機会や耳を傾ける機会を設けている
> - ☐ キャリアモデルを提示してギャップを埋める行動計画を立てさせている
>
> **論理的な説明でモチベーション向上が図れているか**
> - ☐ 目標を設定する際に、後輩にコーチをしている
> - ☐ 提示された目標設定の背景を理解・納得できる説明をしている
> - ☐ 目標達成手段を自分で検討して設定できるようコーチをしている
> - ☐ 提案された目標達成手段の有効性をロジカルに説明している
> - ☐ 後輩の行動に対してフィードバックを行っている
> - ☐ 後輩の成長が組織に良い影響となっていることを伝えている
>
> **制約のあるなかでパフォーマンス向上が図れているか**
> - ☐ 後輩の未完了・妥協を顕在化させるよう指導をしている
> - ☐ 未完了・妥協をなくすための支援をしている
> - ☐ みずからがワークライフバランスを調整できている
> - ☐ 一時的な多忙のために妥協しない生きかたについてのコーチをしている
> - ☐ 業務を整理し、むだを省くよう改善している

3

「教える」から「支える」へ

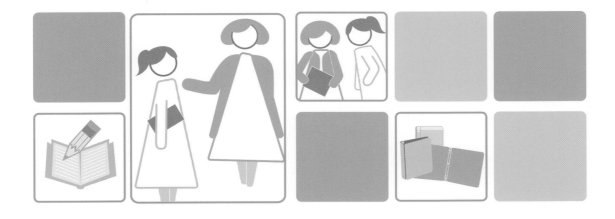

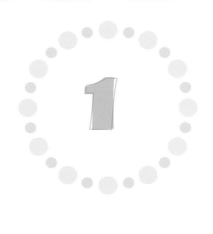

トレーニングとコーチングの相違

自己統制能力がなければ能力は発揮できない

　野球やオリンピックの選手などに、「本番に強い人、弱い人」の評価がされることがあります。基本的な能力は十分なのに、なぜか「ここぞ」というときに能力を使い切れない。そのようなとき選手からは「精神面をもっと磨きたい」などのコメントが聞かれます。しかし、この精神面というものは「気にするな」「集中しろ」と指示されたところで、そうなれるとは限りません。いや、かえってネガティブな方向に気持ちが集中してしまうことさえあります。

　医療の仕事でも同じです。ある新人ナースの例です。失敗ばかりしているときに、上司に「大丈夫、大丈夫だから」となぐさめられました。しかし「うれしいけれど何が大丈夫なのか、大丈夫という言葉に根拠がない」と少しも気持ちは晴れず、仕事を継続することに自信がもてないまま、最近は退職を考え出したというのです。

　人によって失敗したときの受け止めかたは大きく異なっています。「この経験から何を学べるか」ととらえるか、「私は周りからはダメな人と見えただろう」ととらえるか、などです。そのために「大丈夫」「大丈夫でない」の判断は大きく異なってしまうのです。このような場合には、新人自身が自分の出来事のとらえかたの傾向に気づき、その結果どのような感情が生まれやすくなっているかに気づくことがたいせつです。そのうえで自分を活かせるような好ましいとらえかたにコントロールすることができたなら、活路は見えやすくなります。

　大人になる過程で自然に自分のとらえかたに気づき、感情をコントロールする能力を磨いてきた人もたくさんいます。ですから、挫折を乗り越えられない若者のことを「未熟だ」と感じることもあります。しかし、ナースになりたくてがんばってきた若者が挫折感から抜け出せず離職してしまうのは、社会的にも大きな痛手になります。もっと積極的に自己統制する力をはぐくむため支援者が必要です。そこで脚光を浴びたのが「コーチング」なのです。

補足説明

動機づけ

　人間にある行動を起こさせることを「動機づけ」と呼びます。これには2つがあります。

①外発的動機づけ

　学習する行動を起こすために、外部から賞（報酬・ほめる）を与えたり、罰（苦痛・しかる）を与えたりすることを指します。

②内発的動機づけ

　自分自身で自分を動機づけることを指します。

　内発的動機づけの状態にある人は、指導者が介入しなくても、みずから進んで学習しようとすることから、高い成果が得られます。

トレーニングとコーチングの相異

　トレーナーは能力を身に付けさせるための存在です。いっぽう、コーチは人のパフォーマンスを向上させるための存在です。従来のプリセプターのイメージにはトレーナーの要素が強くありました。しかし、私たちはそれだけでは離職率もミスの発生率も低くならないことを体験してきました。そこでプリセプターシップにも「コーチング」を取り入れることが試みられています。もともと「トレーニング」も「コーチング」も乗り物のイメージから命名されたものです。（図表1）

トレーニング
上位の者がトップダウンで集団を統率しながら進むこと。つまり、同じトレイン（電車）に乗って、決まったコースで全員が同一のところへ行くというイメージから来ている。指導者の考えかたを教え込む点で、ティーチングにも同じイメージがある。

コーチング
コーチ（馬車）のように、自由に好きなコースを選びながら目的地へ向かう手助けをする、というイメージから来ている。

　極端に言えば、仕事のやりかたなどは、他人が強制的に実行させることができます。しかし、とらえかたや感じかたを変えるのは自分自身なのです。つまり「教えられる」のではなく「学び取る」ものです。したがってコーチングには、学ぶ人の側に積極的な成長ニーズがあることが不可欠です。そのため最近は、臨床指導者やプリセプターはトレーナーとしてのみ動き、コーチ機能は別に設けるようにしているケースが増えています。

● 補足説明 ●

指導者のかかわりかたと学習者の行動

主体性小 ◀━━▶ 主体性大
外発的動機

学習者の行動の次元	指導者のかかわりかた
単に行動する	指示・命令
納得して行動する	状況説明
違う観点にも気づき、総合的立場で学習する	質問
自分の考えかたの特徴や傾向に気づき、創造的に行動する	傾聴

内発的動機へと行動が開発される

図表1　コーチングとトレーニング

	コーチング	トレーニング
学習目標	行動化するための総合的要因を学ぶ	知識・技能の習得
学習の機会	学習者の主体的意思で達成する	学習者の意思や周囲の期待により決定される
学習テーマ	学習者が行動することで達成できるもの	手順など決まった手法を身に付ける
学習の結果	時間管理、人間関係、業績などの向上	知識、運動的技能など基本的な能力の向上
指導者と学習者の関係	パートナーとしてフラットな関係で自由に意見を交わす関係	指導者と教えられる人の関係 できる人とできない人の関係
指導法	学習者に適した方法を検討して進める	あらかじめ指導者が決めた方法で進める
コミュニケーション	学習者の話を聞く、質問をする	知っていることや、やりかたを教える
質問の方法	ヒントを与えて気づきを促す	質問して回答を求める
評価	学習者が振り返る	指導者が指導する

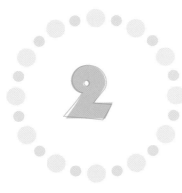

コーチングが機能する領域

コーチングに不適なケースを把握する

どのようなケースでもコーチングの手法が使えるとは限りません。プリセプターシップにおいて特に注意が必要なのは、バーンアウト（燃え尽き症候群）している場合です。そうなった新人ナースはもう手遅れで、どちらかというと医師に任せる領域になります。コーチングはパフォーマンスを向上させるものですから、ある程度エネルギーのある人でなければ適さないのです。

また、仕事の緊急性が高い場合は、本人も教えてもらうか、あるいは、自分の知っている範囲で進めるしかなくなります。このようなときには、少々厳しく「判断を間違えている」と指摘されても本人は受け入れやすい状態にあります。したがって、トレーニングでやむを得ませんし、また受け入れられます。

コーチングの適否を判断する際の目安

コーチングの適否を判断する際の目安として、「A パターン：仕事のリスクに対するメンバーの能力」（図表 1）、「B パターン：仕事の重要度に対しての緊急度」（図表 2）の 2 つがあります。新人ナースは、経験から磨かれる能力が低い状態なので④の領域にいます。したがって、コーチングは機能しやすいといえます。

図表1 コーチングが有効な人材（A パターン）

①リスクが高い職務に従事する未熟な人材

コーチングよりトレーニングが現実的

★★☆☆

②リスクが高い職務に従事する能力の高い人材

コーチングが最も機能する

★★★★★

仕事のリスクが高い

能力が高い

④リスクが低い職務に従事する未熟な人材

コーチングが機能する

★★★★

③リスクが低い職務に従事する能力の高い人材

コーチングもトレーニングも必要ない

★★☆☆

図表2 コーチングの機能する領域（B パターン）

⑥重要だが緊急ではない事柄

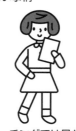

コーチングでは最もたいせつな領域

⑤重要かつ緊急な事柄

重要度が高い

緊急性が高い

⑧重要でも緊急でもない事柄

⑦重要ではないが緊急な事柄

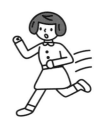

チェックリスト コーチの適性チェック

☐ 人に対する好奇心がある
☐ 毎日の生活が面白いと感じることがある
☐ 人からよく相談を受ける
☐ 人と話すとき、的確に相手の状況をつかむ能力がある
☐ 物事を明るく前向きにとらえることができる
☐ 「明るくて、生き生きしている」と言われることが多い
☐ 友人、同僚、家族に自分のことを正直に話すことができる

☐ 人がそれぞれもっている考えかたの違いを尊重することができる
☐ どちらかというと、状況対応能力が高いほうだ
☐ 自分に限界があることを知っているが、それでも人とうまくやっていける
☐ 人とかかわることが好きで、人が目標を達成することをいっしょに喜ぶことができる
☐ コーチングスキルを身に付けることに意欲がある

［スコア］1つを1点として計算してください。
10 − 12 点　あなたはコーチの適性があります
　5 − 9 点　あなたは有力なコーチ候補です
　0 − 4 点　あなた自身の目的をもってコーチングスキルを学びましょう

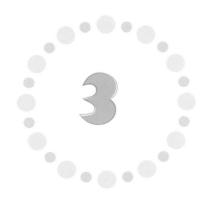

コーチとしての基盤づくり

場面ごとにコーチングの有効性を考える

第3章1と2で解説したコーチングの適否について、成長目覚ましい新人ナースに合わせて、場面ごとにとらえてみましょう。

（1）仕事のリスクと能力

①仕事のリスクが高く、当人の能力が低い

この領域にいる新人ナースには、まずは仕事を教えるためのトレーニングが必要です。たとえば、手術室看護における直接介助はリスクが高く、未体験の新人ナースに能力はないと判断します。このようなときにはトレーニングあるいはティーチングを適用します。

②仕事のリスクが高く、当人の能力も高い

最もコーチングが機能する領域です。新人ナースは経験不足なので、基本的にリスクが高い仕事はあまりしないのですが、「1人で行う」ことそのものをリスクととらえるのであれば、すべての業務が当てはまります。新人ナースでもバイタルサインの測定についてはすでに基本的なスキルを身に付けてきています。しかし、実際に患者さんに負担のない効果的な測定のしかたとなると工夫が必要です。このようなときには、ショートカンファレンスなどを設けてコーチングスキルを活用すると良いです。

③仕事のリスクが低く、当人の能力が高い

たとえば、多忙のあまり入室時にノックを忘れて入っていく新人ナースがいたら、フィードバックをするのみで良いでしょう。トレーニングやコーチングをあえて行うと新人は「わかっているのにうるさい先輩だ」と思います。なお、目標をもてずに能力発揮をしないケースはこの領域に入ります。

また、親切心で相談に乗ろうとしても「困ったことがない」と思っているこのタイプは「大きなお世話」と感じます。

④仕事のリスクが低く、当人の能力も低い

経験が少なく自信がない状態にいる新人は、すべてこの領域に入るといえます。コーチをつけて定期的に面談を進め、不安を解消するコーチングを受ける必要があります。

（2）仕事の重要度と緊急度

　緊急性が高いものには、コーチングは使えない、または使う必要がないケースとなります。使い分けの目安は以下のようになります。

⑤仕事の重要性が高く、緊急性も高い

　この領域では迅速な対応が求められています。新人ができないのであれば「指導」よりもできる人が交代しなければならないことが多いです。これを指導の領域ととらえることには無理があります。

⑥仕事の重要性が高く、緊急性が低い

　この領域はコーチングが最も機能する領域です。たとえば、事例研究や数カ月後の目標設定などです。ライフバランスが崩れかけていることへの指導などもこの領域です。もしこの領域のコーチングに成功できたら、離職率は低下するかもしれません。

⑦仕事の重要性が低く、緊急性が高い

　重要性の低い仕事というものはありませんが、たとえば下記のようなケースが該当します。

- 食事箋（せん）を出し忘れて催促された
- 動けない患者さんから「水を持ってきて」と頼まれたことを忘れた

　このように、あたふたしていて余裕のない仕事のパターンをもっているメンバーに当てはまります。この場合は、「ほかに優先順位の高い仕事を抱えているがために後回しにしていた」ことが緊急事態を招いています。その場では手伝う、指示をするなどの方法しかとれません。次にこのような事態を招くことがないように、1日のスケジュール管理の指導、つまり⑥の領域での指導を強化するとよいでしょう。

⑧仕事の重要性が低く、緊急性も低い

　たとえば、「食事前にインスリンの注射をしようと準備をしていると、点滴ルートがルールどおりに捨てられていないのに気づいて掃除を始めてしまい、患者さんにインスリンの注射が行われないまま食事が摂取されていた」のようなケースです。行為そのものは正しいのですが、これも⑥の領域の仕事を強化することで解決します。

コーチングスキル～承認

「承認」の重要性

人間には「集団から受け入れられたい（承認されたい）」との本能的な思いがあり、瞬間的にその承認があるかどうかをチェックする機能が備わっています。集団から承認されていると安心（安定）しますが、明確に「Yes（承認されている）」と判断しきれないときや「No」と判断した場合には一気に緊張感や不安感が生まれてきます。先の項でも述べてきましたが、不安感はさまざまなネガティブ反応をもたらします。また、その不安感は心の雑音となり自分自身に集中できなくなります。

そこで、成長を支える指導者には、学習者の存在につねに肯定的であることが求められます。たとえば、よかれと思って行った仕事で失敗をしてしまった新人に「頼みもしないことをするからよ」と先輩が強烈に否定をすれば、新人は心身ともに居場所を失います。なぜその仕事を進めることがよいと思ったのかを聞いて、その気持ちを受け入れることが次のステップに思考を進める唯一の条件です。

承認を効果的に使う

承認は精神的な安定をもたらし、次への行動に大きなモチベーションを与えます。その効果は、しかる、褒めるなどのほかの方法よりも行動の持続性という観点から優位さがあります。「褒める」「慰める」言葉は受け手に素直に受け入れられないことがあります。たしかに、こちらが納得できる根拠をもっていないのにもかかわらず「すごいよ」「大丈夫」「そんなに心配しなくてもいいよ」と言っても受け入れられません。「悲しくなったのかな」「混乱したのかな」と、ニュートラルな態度で目に映った光景を肯定的な視点で感じていることを受け手に伝えるだけでいいのです。

> **承認が必要なとき**
> ①学習者が具体的な成果を出したとき
> ②学習者の変化に気づいたとき
> ③学習者が質問や報告をしてきたとき

承認の進めかた

　承認は「待ったなし」で要求されるものです。質問されたときに、いきなり「ちょっと待ってね」などと返しては、相手は承認されたと認識しません。「質問ですね。少し待っていただけますか」と承認をしてからリクエストをします。承認はつねにタイムリーでなければなりません。

承認のポイント
　①事実を確かめる
　②自分で見たものを記述的に伝える
　③比較した言いかたをしない
　④自分の言葉が相手に受け入れられるのを待つ

　たとえば、髪型が課題となっていた後輩が散髪してきたとき、「美容院に行ってきたのですね」「髪を切ってきたのですね」と伝えます。このとき「似合わない」などと心の中で評価しては承認の効果は出ないので注意しましょう。

承認のための3つのメッセージ

　承認ではフィードバックと同様に以下の3つのメッセージを使います。フィードバックとの相違点は、承認ではモチベーション効果を目的としているので、あえてネガティブな面は取り上げない、行動修正を求めない、ということです。

---
①YOUメッセージ：見たことを事実に忠実に伝える
　例：○「毎朝あいさつをしていますね」
　　　×「すばらしいあいさつでした」
②Iメッセージ：主観的メッセージを伝える
　例：「あなたの笑顔で、私も元気になれました」
③WEメッセージ：事実に対する周りの反応を伝える
　例：「あなたの笑顔を見て、周囲の方々も思わず笑顔になりました」

コーチングスキル〜聞くことの目的

「聞く」ことのメカニズム

　私たちが耳で聞くのは「音声として認識する」最初の段階です。その後は、私たちは脳のレセプター（受容器）で「話の意味を聞き取る」段階に入り、これが本当に聞いている状況です。解釈のステップでは「理解につながる解釈」と「誤解となる解釈」があります。誤解につながる解釈は、自分の過去の体験や今の状態に関連づけて聞いてしまい、そのような先入観の影響を受けて自分勝手な解釈をしてしまうのです。その段階が過ぎるとその情報をどのように使うかを評価する段階に進み、それをもとに私たちの反応が現れてきます（図表1）。

　解釈の段階で「言い訳」と解釈され、評価の段階で「聞きたくない」と判断されると、聞くレセプターは閉じてしまいます。その後に話されることは、まさに「馬の耳に念仏」の状況となり聞き流されます。よく「聞いてほしいことを聞いてくれていない」と言われて戸惑うことがありませんか。それはこのような仕組みで起こるのです。

図表1 「聞く」ことの4ステップ

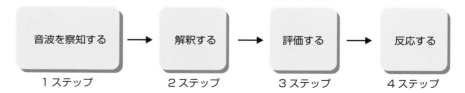

聞いてもらうことの効果

　話を聞いてもらえないとどうなるのか。私たちの五感は外敵から自分を守るために発達したので、自分のなかで起こっている感情や思考も「話す」「書く」「表現する」などのかたちで外に出して眺めてみて初めて自分自身の感情や考えに気づくといわれています。「人に話を聞いてもらう」ことは、「自分自身の話を聞く」プロセスでもあるのです。したがって、話を聞いてもらう機会が少ないことは、自分自身の気持ちや考えに気づいたり評価したり修正したりする機会が少ないということであり、混乱に陥るという危険性が生じます。

オートクライン効果を活かす

　私たちは相手に話を伝えようとしていますが、じつはその話を最も興味をもって聞いているのは自分自身なのです。そしてさまざまな気づきを生み出しています。この効果をオートクライン効果*といいます。いっぽうで、ほかの人に気づいてもらうために話すことをパラクライン効果*といいます。

　この効果には個人差があり、私たちの聞きかたが好ましくないと、話し手自身の力で気づくチャンスを取り上げてしまうことになります。

> ①話の腰を折る
> ②相手が話す時間に対して、極端に自分の話す時間が長い
> ③聞いたことに対してのレスポンスが早すぎる
> ④話し手が考えている最中に質問を重ねてしまう

以上のようなことがないように意識しましょう。

レセプターがあるか否かを聞き分ける

　人間は聞きたくないことを聞いて自分が追い詰められることを回避する防衛機構を備えています。そのためにすべてのことを聞かないようにレセプターを閉じてしまいます。いっぽう、情報として求めている関心事は、自分のほうから積極的に聞こうとします。自分がケガをしているときは、同じようにケガをしている人によく気づくという経験をしたことはありませんか。耳で聞いているように見えても、相手のレセプターが閉じていたのでは話す側の努力はムダになります。そこで相手のなかにどのようなレセプターがあるかを観察しながら聞くことがたいせつになります。

> **相手のレセプターを聞き分けるポイント**
> ①自分の話していることに対し相手が、興味がない、理解が難しいと感じているときには聞いていない
> ②相手のレセプターがどのようなところにあるかをリサーチする（固定観念をもっている、あるいはレッテルを貼っている、など）
> ③もってほしいレセプターをリクエストする
> ④相手のもっているレセプターとの関連性を見出す

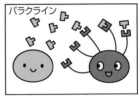

パラクライン

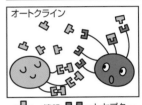

オートクライン

⬚ ＝情報　　⬚ ＝レセプター

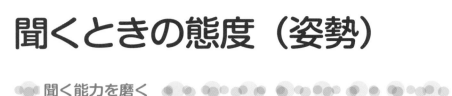

聞くときの態度（姿勢）

6

聞く能力を磨く

　話を聞くことは、話し手の気づきを引き出し、話を聞いてもらえないことは、さまざまなマイナス要因を生み出すのですから、指導者の聞く力（傾聴）は重要です。しかし、聞くという能力は後天的に発達するもので、訓練されない限り育たないものです。にもかかわらず聞く力のトレーニングをしている指導者はほとんどいないのです。

> **効果的に話を聞くためのポイント**
> ①相手の話に集中できる環境をつくる
> ②メモを取るときは要点だけにする
> ③ペーシングを意識する
> ④要所要所で聞いたことを復唱するなど、承認やフィードバックをする
> ⑤タイムリーな質問でもっと話せるようにする
> ⑥相手の心の雑音にならない程度にボディランゲージを入れる
> ⑦「沈黙」は相手に破らせる
> ⑧相手の話には中立的に。「私も同じです」などのような表面上の共感は話し手の役に立たない（思考を止めてしまう）
> ⑨相手のなかに何が起こっているのか、自分の解釈したことを「その話を聞いて○○ということなのかなと感じました」のように伝えて、正しく聞いているかを確かめる
> ⑩ボディランゲージや声の調子からも聞き取る
> ⑪先入観をもたない状態で聞く
> ⑫気持ちを静める
> ⑬自分の相手に対する期待や希望は保留しておく
> ⑭判断を控える
> ⑮答えがない質問（オープン質問➡153ページ）をする
> ⑯話し手自身が答えを見つけられるよう努める

上手に聞くコツ

　話を上手に聞くスキルはいろいろありますが、ここでは「ペーシング（pacing）」をご紹介しましょう。

　ペーシングとは話し手の呼吸やうなずきなどの態度に自分もペースを合わせること。あるいは相手の考えかたや感情のなかに自分との共通点を探し出す、または、共通点をもつようにすることなどを意味しています。話

し相手とペースを合わせるペーシングを活用して話し手との共感ゾーンを拡大することは、信頼関係づくりの基本となります。そのためには、新人の様子をよく観察し、できるだけペーシングすることを怠らないことです。

ペーシングの3つの方法

ペーシングには次の3つの方法があります。

(1) ミラーリング(mirroring)

相手が身を乗り出したらこちらもさり気なく身を乗り出すなど、ボディランゲージを合わせることです。鏡のように相手と動作やリズムを合わせることからミラーリングと呼びます。

(2) チューニング(tuning)

怒っている人に冷静に対応するとかえって相手をいらつかせてしまいます。怒っている相手を見て慌てているという自分の様子を見せたほうが相手が納得することがあります。チューニングとは、感情や気分の状態、フィーリング、思考方法やムードなど、相手の心の周波数に合わせてこちら側もそれらのレベルを合わせることを指します。

(3) マッチング(matching)

言葉づかいや話すスピード、声の高低、大きさなどを相手に合わせることです。相手が小声で話し掛けてきたら自然にこちらも小声にします。これは典型的なマッチングです。

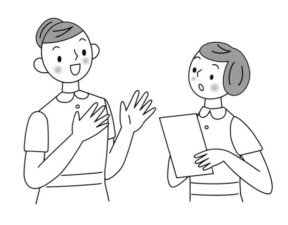

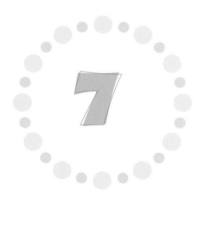

コーチングスキル〜質問の種類

質問の目的

通常、私たちは、自分が知らないことや欲しい情報を集めたり、相手に正解を求めたりするために質問を行います。しかし、指導者の質問には別の目的があります。そもそも人はみずから問題を発見し、解決する能力を持ち合わせています。つまり、考えてほしい領域に意識を向けてもらうための意図的な質問がコーチングにおける質問です。私たちが考える領域や考えかたには好みや癖があります。学習者は指導者の質問に答えようとすることで、「考えかたの軸を変える」あるいは「視野を広げる」など、さまざまな角度からみずからの納得のいく回答を引き出すことができます。このことは学習者自身の満足感にもつながります。コーチングにおいて、質問は相手の自己成長力を側面から支援するためのものなのです。

● 補足説明 ●

質問の効果

①質問で考える力を育てる
②質問はモチベーションを上げる
③人の心をオープンにする

効果的な質問の条件

グループ討議をしている場面を想像してください。討議を振り返るとき、次の質問はそれぞれ、あなたにとってどのような影響があるでしょうか。

> ① a. あなたは発言を積極的にしましたか
> b. なぜ発言をしないのですか
> c. もし積極的に発言していたらどうでしょうか
> ② a. グループはあなたの発言に肯定的でしたか
> b. グループはあなたの意見にどのような意見を返してきましたか
> c. あなたの発言はどのような影響を与えていましたか

あなたのなかで、それぞれの質問の違いが感じられたと思います。a. はクローズ質問、b. は限定質問、c. は拡大質問です。これらを効果的・意図的に使い分けて、学習者を支援します。

質問の３つの種類（図表1）

質問にはさまざまな種類があり、その特性ごとに使い道があります。

（1）クローズ質問とオープン質問

①クローズ質問

〇か×か、YES か NO か、あるいは選択式などの質問形式で比較的答えやすい質問です。クローズ質問は次のような効果を発揮します。

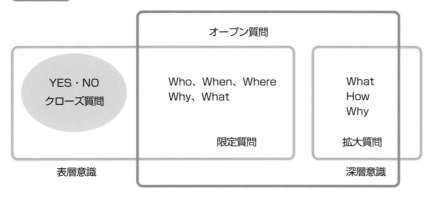

①事実を明確にするとき、迅速な回答を要求するときなどに有効
②現状の棚卸し、相手のコミットメントを上げるときにも使う

　しかし、この形式の質問は、「回答を迫られている」「しかられている」、ときには「否定されている」との印象を相手に与えることがあります。

②オープン質問

　5W1H*での質問は回答を自由に選択できるものですが、答えるのに少し詰まったりもします。これをオープン質問といいます。この質問の形式は、下記のような効果を発揮します。

▶ **用語解説** ◀

5W1H

When ………… いつ
Who ………… だれが
Where ……… どこで
What ………… 何を
Why ………… なぜ
How（to）……… どのように

①質問された側は答えを引き出すプロセスでさまざまな気づきを得る
②自分自身の考えを整理する
③物事の状況をより深く理解したり、新しい発見をしたりする

　オープン質問は、質問者にとっても回答の予測が立ちにくく、回答を得るまで時間が掛かることもあります。

（2）限定質問と拡大質問

　5W1Hのオープン質問には拡大質問と限定質問とがあります。下記の a. のような質問を限定質問といいます。b. の質問は拡大質問です。限定質問の、いわゆる Why を連発されると責められているような気持ちになりますが、How や what のような拡大質問になると、ずいぶんゆとりが出てきます。あなたは日常、どのような質問の傾向をもっているでしょうか。

a. なぜそうしたのですか
b. 何がそのような行動をとるきっかけとなったのでしょう

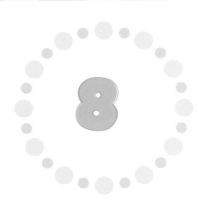

質問のつくりかた

質問のベースをつくる

闇雲に質問をされると、かえって学習者は混乱してしまいます。相手の思考の特性に目を向けて、新たな展開が起きるだろうとの仮説を立て、目的をもって戦略*的に質問を投げ掛けます。たとえば「業績アップ」をテーマにしているクライアントには、業績に影響を与える領域を仮定してそれぞれをアセスメント（調査）したり、どのような行動を「変化させる」「強化する」「止める」かを考えさせることが重要です。その仮説となる領域が質問のベースです（図表1）。①～⑥を明確にする質問を考えて戦略的に取り組みます。

─●用語解説●─

戦略

コーチング全体を見てどのように進めたら良い結果が出るかを考え、進めかたの準備や計画、遂行、道具の運用方法などを検討すること。

たとえば、質問も目的を明確にする質問から始めるか現状を明確にする質問から始めるか、あるいは、あえてクローズ質問を使ってみるかなどを検討することは戦略になります。

戦術

戦略に対して具体的な方法、手段をいいます。拡大質問を使って導き出される「何をするか」「どのような方法があるか」などです。

> **質問をするときの心構え**
> ①あらかじめ、どのように進めるか戦略を立てる
> ②オープン質問を使う
> ③質問者があらかじめ回答をもった質問をしない
> ④知識としての正解を求める質問はしない
> ⑤ときには、相手と反対の立場で問い掛けてみる
> ⑥何を聞いているのか、戸惑わないよう明確な表現をする
> ⑦一度に複数のことを質問しない

図表1 質問のベース

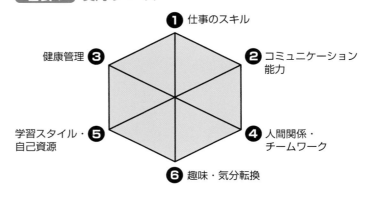

傾聴のための質問とその効果

　質問には、聞き手が知りたいことを聞く質問と、話し手に伝えたいことを発言させる傾聴のための質問があります。体験学習の振り返りをする際には、後者の学習者が感じたことを傾聴するための質問であることがたいせつです。

　そもそも傾聴のための質問は内省化や気づきを助ける効果があります。チャンクの移動（➡164～165ページ）は傾聴のための質問ですが、その質問を投げ掛けられた方々に感想を聞くと**図表2**のような順番でリフレクション学習を進行していることに気づきます。聞いてもらえない人は自分自身と向き合う機会が少ないことから、自分自身の感情に気づく、自分自身の考えを整理する、などができていないと考えられています。

図表2 聞いてもらうことの効果

安心
・自分に興味をもってもらえている満足感が生まれる

内省化
・自分について深く向き合った
・思考の領域を拡大して考えた
・自分の視点を変えて考える機会になった

発見
・自分の考えが具体的になった
・自分が意識していなかった自分の考えかたに気づいた
・自分の考えを整理する機会になった

拡大
・相手からの意見も受け取れる姿勢に発展していった
・自分の考えに対するフィードバックがほしくなった

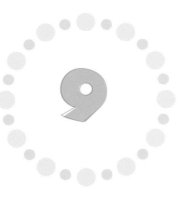

コーチングフロー

コーチに必要な地図

コーチングとは、「どのような目的のために」「どのような目標をもち」「今どのような状況にいるのか」「何に着眼すればうまくいくのか」などを自問自答するプロセスを支援するものであると、筆者なりにとらえています。そのためには効果的、効率的に目的を手に入れるための会話の「地図」が必要です。それがコーチングフロー（**図表1**）です。コーチングは相手が主役ですから、コーチングフローはあらかじめ相手にも説明しておくことが、成果をあげるためのポイントです。

図表1 コーチングフロー

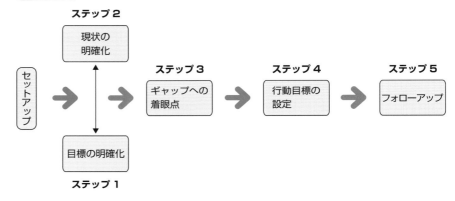

セットアップの重要性

「セットアップ」とは、心理的な雑音をとり払い、本人とコーチが会話に集中できるようになるたいせつなステップです。したがって、コーチの第一印象などが気掛かりなものとならないように、こちら側の姿勢や表情、約束の時間などを意識して準備を整える必要があります。また、相手の現在の心理的、物理的な状態を確認することもたいせつです。

把握・確認しておきたい事柄
・面談前の状態
・相手の今の気持ち
・コーチに対する気持ち
・学習タイプやコミュニケーションタイプ
・日ごろの人間関係

🔹 目標の明確化（ステップ1）🔹 🔹 🔹 🔹 🔹

　私たちは、だれしも自己価値を活かしている状況や、ニーズが満たされている状態などの心地良い状態を好みます。ただし、心地良いと感じる状態は個別に違うため他人に理解されないことがあります。どのようになれたら心地良いと自分が感じているのか、生き生きとした自分がいるのかを明確にすることが重要です。そしてそのような状態に近づくために何が必要なのかを知ることが「成長ニーズ」の把握です。目的地が決まらない限りナビゲーション機能は使えないのですから、まずはここが最も肝心です。その際、「どうなりたいか」を考えるにとどまらず「もし成功できたとしたら」のような質問で、そのときの気持ちや目に映るものはどんなものかなど具体的にイメージできるように導きます。また、いくつかテーマが出たときは、どれを優先させるかをはっきりさせます。

> **目標を明確にする質問**
> ・5年後にどうなっていたいですか
> ・目標を達成できたときのイメージを聞かせてください
> ・今、テーマにしたいことはどのようなことですか
> ・いつまでに達成したいですか

🔹 現状の明確化（ステップ2）🔹 🔹 🔹 🔹 🔹

　現状はライフバランスホイールなどで客観的に把握することもできます（➡ 129 ページ）。

　こんな例をご紹介します。とても多忙な病院に勤めていたナースが、ライフバランスホイールを眺めて「効果的に時間を使っていない自分」に気づきました。「心当たりがありますか」とお聞きすると、自分がこの病院で働いている理由を話し始めました。前の病院では仕事以外何もできず、「今のままでは嫌」と、少し余裕のあるこの病院に転職して3年がたちましたが、ダラダラとした毎日に辟易としている自分に気づきました。結局、前の転職では「現状から逃げること」が目標で、その先の目標がなかったことに気づいたのです。

　このようなときには、ナースになったきっかけなど、いわばキャリアの棚卸しをすることから価値や強みを把握するとよいでしょう。コーチには分析力も必要ですが、まずは本人が何をしたいかを把握し、そこにたどり着く戦略を立てることがたいせつです。

> **現状を明確にする質問**
> ・理想の状態を 100 とすると今はどのくらいですか
> ・取り組んでみてどうでしたか
> ・成功していることはどのようなことですか
> ・うまくいかなかったことはありますか

⬤⬤ ギャップへの着眼点（ステップ3）⬤⬤⬤ ⬤ ⬤ ⬤⬤⬤

　ある新人ナースは「病院実習はなぜか嫌でした。実習指導者が怖かったというのではないのですが、何かモヤモヤとした気持ちがありました」と話したものの、そこから黙り込んでしまいました。コーチが「モヤモヤした気持ちとは『私はあなたの見ているような人物ではない』とか『私のやりたいことがない』『私の気持ちを勝手に決め付けないで』とか、そんなこと？」と選択肢を出してもなかなか言語化することができませんでした。そのようななかで、感じていることを聞くと、「これまで漠然とした思いを明確に言葉にしてこなかったことが、パワフルになれない原因かもしれない」と話し出しました。

　何に着眼したら目標に向かって動き出せるかを考える場面がこの段階です。目標が手に入らない「原因」や、目標を手に入れようとするときの「促進要因」「阻害要因」のどれに目を向けるかは、そのときどきで異なります。

> **着眼点に目を向けさせる質問**
> ・選択肢を出すときには 3 つ以上出して「ほかには何かあるか」ともっと原因を考えさせる
> ・「現状より○％行動をアップするには何が必要か」「現状より○日早く計画を進めるには何が必要か」などのように定量的、定性的に考えさせる
> ・「助けになるものは何か」などとリソースを探させる

行動目標の設定（ステップ4）

　理想に向けてどこから着手するかを明確にします。「いつまでに」「何を」「どこまで」と具体的に言葉にします。

> **行動目標を明確にさせる質問**
> ・いつまでに手に入れますか
> ・どれくらい手に入れますか
> ・何をしますか
> ・だれに宣言しますか
> ・次の面談のとき、どのような報告をしたいですか

フォローアップ（ステップ5）

　フォローアップとは、励ますことではありません。行動目標ができたところで「私に何かリクエストはありませんか」と指導者に要望を出す機会を与えることです。とても重要なことですが、忘れがちです。

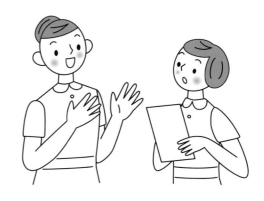

体験談を伝える

10

体験談を伝える意義

私たちは知識、技能だけで動いているわけではなく、体験のなかから何かを感じ取り、概念化しています。コーチは、聞き手が体験談を頭の中で影像化できるように伝える技術を磨く必要があります。そこでここでは自分の体験を聞かせ、「理解する」「判断する」「行動化する」という学習行動を起こさせるためのポイントを学びます。

体験を伝える

プロコーチは「体験を伝える」というスキルを巧みに活用しています。

しかし、体験談を延々と聞かされ辟易してしまうといったケースも多々あります。また、慰めてくれているものの、前進のエネルギーにまでは到達しないということもあります。たとえば指導者から「過去にあなたのような新人はたくさん見てきましたが、どの新人も立派に成長しました」と聞かされたとしましょう。このような伝えかたは、一時的に気が軽くなる効果はもたらします。が、成長につながることはないのでこれで「私もおそらく大丈夫に違いない」と思える人は少ないと考えます。「どのような事実があり、それをどのように感じ、考えたのか」を、相手がわかる言葉で伝える必要があります。

効果的に体験談を伝えるには、自分の主観や判断を加えず客観的事実のみを記述的に伝えます。

> **事 例**
>
> 以前、こんな新人ナースがいました。入職して2カ月くらいまで基本的な手順のどこかに抜けがあり、1つの仕事の手順を10回は先輩から指導されていました。そしてとうとう、「できないなら、もういいから」と先輩に仕事を取り上げられてしまいました。そこで彼女は「自分は看護では役に立てない」と思い、自分のできる仕事を探しました。見つけた仕事は掃除でした。ところが、掃除中に今度は掃除機を壊してしまいました。またまた先輩から「余計なことをするから」としかられました。そしてトイレで大泣きしていました。彼女はインシデントレポートをそのたびごとに書きました。自分の仕事を振り返って「役に立ちたいと思う気持ちが空回りしている」「先輩の目ばかり気にして、そのときどきに集中できていない自分に気づきました」と書きました。そして「まずは

ゆっくりでもいい、先輩の目を気にせず一つひとつを確かめるように仕事を進めよう」と決心しました。その後しばらくは「まだ終わらないの」と先輩にしかられました。でも、「たいせつなことは一つひとつ丁寧にだ」と自分に言い聞かせ「先輩、申し訳ありません。もう少し時間をください」と伝えました。先輩は、特別それ以上責めるようなことはありませんでした。2カ月後には彼女のインシデントは20%少なくなりました。先輩からようやく「成長したね」と褒められてニコニコでした。新人は勝手に「先輩は自分を使えない子、と見放した」と思っていただけだったのですよね。じつは、その新人ナースとは私です。

　事例の体験談から皆さんはどのようなことを学びましたか？　私はこの体験談を聞いたときに、先輩の「できないなら、もういいから」という言葉から、「どうにか役に立つ子だと先輩に思ってもらいたい」と仕事をすることの目的が変わってしまった様子が伝わって来ました。そして、先輩に認められることを目的とするのではなく、「確実な看護のためにできることをする」と切り変えたことが成長につながり、先輩の信頼も勝ち取ったことが理解できました。

　体験談を伝えるときには、そのときの様子をビデオカメラで映し出したように伝えることがポイントです。たとえば「あなたはまだマシよ。私はあなたよりずっとドジだった。インシデントは多いし、物は壊すし！　しかられてばかりでよくトイレで泣いたわよ。でも、どうにかなってくるのよね」といった主観交じりの話しかたでは、あまり学びにつながらないのではないでしょうか。

体験を伝える練習
①成果をリスト化する
②成果を分析・評価するなどして深める
③原稿化する
④練習する
⑤ほかの人に話してみる
⑥フィードバックを受ける

もっと考えさせるスキル①
スライドアウト

質問を使い分けて思考を促す

　コミュニケーションスタイル、意思決定のスピードなどに個別性があることは、すでに述べてきました。その結果として物事を「深く考える」、あるいは「先に進める」ことなどに好みが出てきます。そのことで目標に対する意識の深度や進度は影響を受けます。それを指導者は質問で調整します。図表1のように、チャンクの移動は垂直に思考を動かすときに使いますが（➡164ページ）、スライドアウトは同じ次元で思考を水平に移動させます（図表1、2）。指導者はこれらを意図的に使い分けます。

図表1 垂直思考と水平思考

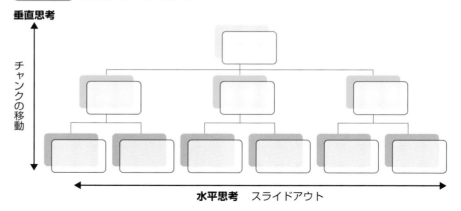

図表2 水平思考〜スライドアウト

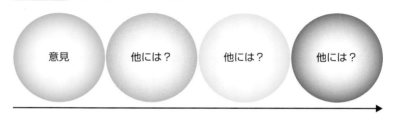

スライドアウト

「スライドアウト」は、幅広い領域に目を向けて考えてほしいときや、もっと深く考えてほしいときに使う質問のスキルで、ブレーンストーミングの手法に似ています。たとえば、次のように進めます。

> ### スライドアウトの例①
> 先輩：テーマにしたいことはありますか？
> 新人：検査の知識が足りないので身に付けたいのです。
> 先輩：そうですか。知識を身に付ける方法にはどのようなものが考えられますか？
> 新人：本を読みます。
> 先輩：**ほかには？**
> 新人：患者さんに聞かれてわからないことを先輩に聞きます。
> 先輩：**ほかにはどのようなことがありますか？**
> 新人：検査技師さん方とのカンファレンスで質問します。
> 先輩：**ほかにはどうでしょう？**

また、大事なことなのに本人がそれに気づいていない、あるいは、大げさにとらえているときにもスライドアウトでそれを確認させることができます。たとえば、新人が自分を否定して自信をなくしているケースにはこの方法が使えます。

> ### スライドアウトの例②
> 先輩：何か気掛かりなことはありますか？
> 新人：私は失敗ばかりで迷惑を掛けていると思います。
> 先輩：たとえばどのようなことでしょう？
> 新人：ナースコールに応答して訪室する途中で、ほかの患者さんに呼び止められて時間がたってしまい、対応が遅れて迷惑を掛けました。
> 先輩：そうですか。**ほかにはどのようなことがありますか？**
> 新人：検査の目的を聞かれたのですが、しっかり記録で確認していなかったので、すぐには答えられませんでした。
> 先輩：そうなのね。**そのほかには？**
> 新人：え〜と。
> 先輩：その２つですか？

ただし、スライドアウトのときには、ボディランゲージや声の調子など、ペーシング (➡150ページ) を意識しないと事務的な雰囲気になってしまうこともありますから、相手の声の調子や体の動きに注意を払い、効果を高めるよう、質問を調節しましょう。

もっと考えさせるスキル②
チャンクダウン、チャンクアップ

3つの「チャンク」

　新人ナースの中には「指示の目的を把握せずに指示に従う」、逆に「壮大な理想をもっているものの、具体的な行動指針がなかなか出てこない」などの問題が見られる人がいます。そうしたつまずきの際に役立つ「チャンクを移動させる」という質問スキルについて解説します。

　私たちの表現の仕方には癖があります。たとえば、新人ナースに患者さんの状態を聞いたとき、次のような表現の違いが出てきます。

> ①「Aさんは体調が悪いです」
> ②「Aさんは熱があります」
> ③「Aさんは39度の発熱をしています」

　①の「体調が悪い」のような抽象的な表現を「ビッグチャンク」、②のような現象が絞られるレベルの表現を「ミドルチャンク」、そして③「39度の熱がある」のようなレベルの表現を「スモールチャンク」といいます。訓練されていない場合には、個別に好んで使うチャンクの大きさがあります（図表1）。

　そもそもチャンク（chunk）とは肉やチーズの塊を指しています。肉の塊の余分な部分をそぎ落とすことやチーズを食べやすい大きさに切り分けることをチャンクダウンといいます。このことから、抽象度の高いこと（大きな塊）を具体化することを「チャンクダウン」、その逆を「チャンクアップ」といいます。

　①「Aさんは体調が悪いです」のように伝えてくるビッグチャンカーには、「もう少し詳しく教えてください」と質問をすると、②「Aさんは熱があります」と答えるでしょう。さらに、「何度ですか」と質問すれば、測

図表1　チャンクの大きさ

	内容	
ビッグチャンク	Aさんに、発熱による体力消耗を防ぐようにと指示が出ました	目的
ミドルチャンク	Aさんに解熱の指示が出ました	目標
スモールチャンク	Aさんにボルタレン25mg錠1タブレットの指示が出ました	方針

定していない場合には「測定してきます」と「すべきこと」に気づき主体的に行動をするでしょう。

チャンクの移動で全体像を把握させる

　医師から「Aさんにボルタレン25mg錠1タブレット投与して」と指示を受けたとき、③「Aさんにボルタレン25mg錠1タブレットの指示が出ました」と行動レベルでとらえるのはスモールチャンカー、②「Aさんに解熱剤の指示が出ました」と、当面の目標レベルでとらえるのはミドルチャンカー、①「Aさんに、発熱による体力消耗を防ぐとの意味だと思いますが、解熱剤の指示が出ました」と最終的な目的レベルでとらえるのがビッグチャンカーです。

　小さなチャンクでしかとらえられない新人には「Aさんにボルタレン錠を投与する目的をいくつか考えてみましょう」と、チャンクアップの質問をして行動の先にある目的を考えさせます。

　指導の目的は、指示をどのチャンクでも考えられる人材育成です。チャンクアップ、チャンクダウンの質問*を投げ掛けることで、新人の頭の中ではチャンクの移動が起きます（図表2）。そのことで新人は目的、目標、方針の関係をつねに把握して看護を展開することができるでしょう。

● 補足説明 ●

チャンクアップを使うとき：目的などを確認するとき

例　「それはどんな目的につながりますか？」
　　「それはどんな状況をねらっていますか？」

チャンクダウンを使うとき：具体的な行動を確認するとき

例　「それは具体的にどのようなことですか？」
　　「具体的に何をしている状態ですか？」

図表2 チャンクのレベルを移動する

ビッグチャンク	仕事がつらい	仕事が楽しい	助けてほしい
ミドルチャンク（最も自由な思考を保てる）	夜勤で受け持つ患者数が多い	日々できることが多くなる	ときどき声を掛けてほしい
スモールチャンク	やらなくてはならないことがたくさんあるとパニックになる	隣に好きな人がいる患者さんに褒められる	1日に1回は話を聞いてほしい

3
[教える]から[支える]へ

165

アサーティブネス

自己主張は基本的な人権

「アサート（assert）」とは、辞書によれば「自己主張する」とあります。「アサーティブネス（assertiveness）」とは「自分と相手を尊重した自己主張」と解釈できます。

1960年代、アメリカにおいてさまざまな人権運動が起こり、その結果として患者さんの権利、女性の権利などが確立しました。また、「本当の気持ちを述べることは基本的人権である」との考えかたが明確にされました。そのことから、自分と相手を尊重する主張のしかた「アサーティブネストレーニング（assertiveness training）」が生まれました。余談ですが、1950年代に生まれた私は、小中学校の道徳の時間などに「親や先生に口答えをしない」などと結論づける学習をしていたことをふと思い出します。人権侵害ですね！

自己主張の3つのパターン

私たちの感情は、出来事に対する個性的なとらえかたによって生じてくるものです（図表1）。「自分と異なる意見を聞く」ことに対して、「説得されそうだ」と受け止めれば警戒心が生まれ、「なぜ違うのだろう」ととらえれば好奇心が生まれます。

図表1 「感情」は「とらえかた」によって変わってくる

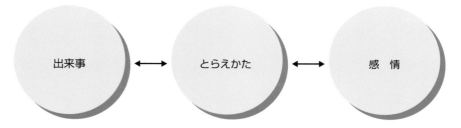

図表2 自己主張の3つの特徴

タイプ	自己主張の傾向	影響
アサーティブ	①感情に素直である ②選択肢の中から自分で選んでいる	目的を達成する、満足感がある
攻撃的	①自分の目的を達成するために相手を傷つける ②人から選択権を奪ってしまう	相手は防衛的になる
受身的	①自分の感情が表れることを恐れる ②人の選択を優先させるために不満や不安が伴う	目的を達成できない

　気になる自己の言動を「自己認知の4点セット」を使ってリフレクションしてみましょう（➡120ページ）。きっとアサーティブなコミュニケーションにアップデートする要素が見えてきます。

チェックリスト

アサーティブ度チェック

チェックが多いほど現時点でアサーティブです。

☐ 自分の意見を相手に伝えられる
☐ 周囲からの理不尽と思われるリクエストを断れる
☐ 前向きなフィードバックや批判にも聞き入る姿勢を準備している
☐ 必要と判断したときに、周囲に助けを求められる
☐ 自分の判断に、しっかりした根拠を見出している
☐ 人の提案が良いものである場合には、受け入れている
☐ 人と異なる意見でも表明することができる
☐ 自分が感じていることを素直、正直に伝えられる
☐ 会議などでは最初から自分の意見を述べている
☐ すべての人の利益を視野に、解決の方向を探している
☐ 初対面の人に、自分から話し掛けている

リクエストと指示・命令の相違

リクエストと指示・命令*

　伝えかたには、「指示」「命令」と「リクエスト」という3つの方法があります。指示や命令は相手に強制するというイメージがあり、相手に選択の自由が少ないといえます。アサーティブではありませんから、よほど緊急性が高くない限り避けたいものです。しかし、緊急性が高くなるまで抱え込んでしまうのではかえって不満が募ります。

　それに対してリクエストとは「相手の最高の姿をイメージして自分の要望を伝える」ということです。これは相手に「Yes」や「No」を求めたり、その選択の自由を与えるものではありません。

　自分という個人が、相手の夢や理想の姿を実現するために相手に要望すること、これがリクエストです。

効果的なリクエストをする

　指導者は学習者の行動を誘発する、持続させるときにリクエスト（要望）をします。そもそもリクエストの定義は「相手の将来にわたる最高の状態をイメージして要望を伝えること」ですが、リクエストのしかたには指導者ごとに傾向があるようです。

　そこで効果的なリクエストのしかたのポイントをハーズバーグの動機づけ理論（➡134ページ）に照らして考えてみます。

　ハーズバーグは「満足の反対が不満足ではなく、不満足の反対が満足でもない」ことを発見しました。このことは、不満や不安の要因（衛生要因）に対策を講じてもトコトンがんばろうという気持ちにはさせないことを説明しています。つまり、不安や不満要因をなくすことに向けてリクエストをしている指導者は、平均的な人材育成にとどまります。いっぽう、自己効力感など満足するための要因（促進要因）に向けたリクエストをしている指導者は、有能な人材を育てるとも考えられます。

　また、リクエストでは「要望どおりの行動をとった先には、要望にこたえた本人にも満足感や達成感がある」といったポジティブなイメージも伝えることが肝心です。同じ促進要因を取り上げて要望を出したとしても、ネガティブな表現では脅迫的になってしまいます。

> **用語解説**
> **リクエストと指示・命令の例**
> **指示・命令**：次のカンファレンスで体験談を話してください。
> **提案**：次のカンファレンスであなたの体験談を話したほうがよいと思うけれど、いかがですか？
> **リクエスト**：あなたの体験談はたいへん参考になりました。皆さんにもあなたの体験を共有してもらいたいので、次のカンファレンスで話してください。

> 「患者さん方の要望にこたえられないと困るので、○○しましょう」
> 「患者さん方の要望にこたえたいとの思いを実現するために、○○しましょう」

　微妙な表現の相違ですが受け手には大きな影響となります。脅迫ではなく理想に向かっているイメージを心掛けたいものです。

リクエストでリーダーシップを発揮する

　プリセプターは、新人にはもちろんですが、上司や同僚にもリクエストを出せるようになることがたいせつです。それができれば仕事を抱え込んでしまうことは少なくなります。

　同僚から「あなたの受け持ちの新人さんね、あいさつしないのよ。指導して」と言われて、「それならその場で注意してくれればいいのに」と、とても複雑な気持ちを抱えてしまったという経験をもつプリセプターは多いのではないでしょうか。

　このようなときこそ「同僚にリクエスト」をしてみてはどうでしょうか。たとえば、「あいさつが返ってこなかったのですね。どうしたんでしょう？フィードバックには『賞味期限』があるようなので、今私が伝えても新人には本意が伝わらないのではないかと心配です。今後の指導についてぜひともいっしょに考えてもらえませんか」というリクエストをしてみてはいかがでしょうか。そういうことができればすいぶんエネルギッシュな人生になりますよ。

チェックリスト　**リクエストの傾向**　あなたはどちらの表現で動機づけすることが多いですか？

衛生要因に向けた動機づけ		促進要因に向けた動機づけ
□ チームの迷惑にならないように	⟷	□ チームに貢献できるように
□ 患者の迷惑にならないように	⟷	□ 患者に喜んでもらえるように
□ 暇な職場です	⟷	□ 自己開発の時間が取れる職場です
□ 忙しい職場です	⟷	□ 多くの症例を体験できる職場です
□ 休暇が自由に取れます	⟷	□ ワークライフバランスを調整しやすいです
□ ローテーションに早く入れるようにならないと困ります	⟷	□ 1日でも早く24時間で看護を展開できるようになってほしいです
□ 新人は先輩の負担となります	⟷	□ 新人は将来の戦力です
□ クレームが起きないように	⟷	□ お褒めの言葉をいただけるように
□ 最低でも平均的な看護は目指して	⟷	□ あなたらしい看護を目指して
□ 失敗しないようにね	⟷	□ もっている自分の力を発揮しようね
□ 一通りの仕事ができるように	⟷	□ 将来理想のポジションで仕事ができるように基礎づくりのために
□ さっさと仕事を片付けなさい	⟷	□ 効率よく時間を使いましょう
□ 先輩に注意を受けないように	⟷	□ チームの中で存在価値をアピールできるように

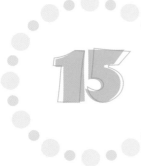

将来の姿から行動を引き出す

● ●「目標の先」をビジュアル化する ● ● ● ● ● ● ● ● ● ● ● ●

　熟年離婚をして1年が経過した友人に「離婚して1年たつけど、10年後のあなたはどんなになっているのかしら」と話し掛けると、「今は自由を楽しんでいるのだから目を覚まさせないでよ」と笑い飛ばされました。が、別れ際に「現状から逃げることばかり考えていたけど、この先このままじゃ何も起こらないわね。考えてみる」と言って駅のホームに消えていきました。

　目標とは、豊かな人生にたどり着くための通過点でしかないのです。新人ナースは豊かなイメージと現実とのあいだで戸惑いを感じていくなかで、最初にもっていた自分の理想のナースのイメージを少しずつ不鮮明に

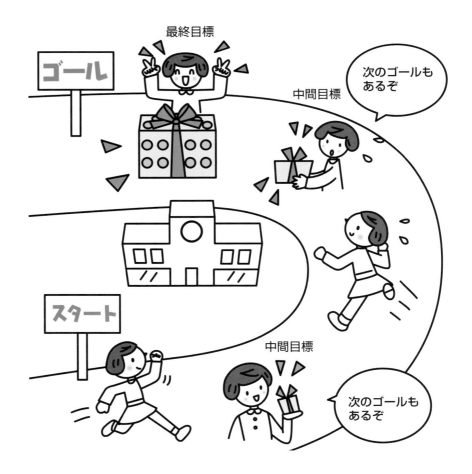

してしまうことがあります。その結果、「なぜ、こんなことしているのだろう」と迷路に入ってしまうことがあります。

　自動車のナビゲーションシステムにしても、目的地に対して中間ゴールの設けかたを多数示してきますが、最終目的地をこちらが示さなければナビ不能です。

- 今のこの状態をうまく切り抜けられたら、どうなれますか？
- その目標を手にした後に何を手に入れたいですか？
- お金、能力以外に何を手に入れていますか？

　こうした質問で「目標達成の先」に目を向けさせることで、戦略的な行動が生まれてきます。

目標をビジュアル化する

　私たちの会話は結局、目標がはっきりしなければ生産的にはならないものです。「目標達成したとき、あなたの周囲の方々はどのような声を掛けてくださるでしょう」などの質問で目標達成後の自分をイメージさせることは、パフォーマンスを上げるために役に立ちます。ビジュアル化のためには、目標達成やプロセスのイメージを明確にできる状況をつくることがたいせつです。指導者は、相手がテーマについて検証できるような質問を次の３点から行います。

（1）数値化できる客観性があるか

　定量化できる目標は多くありませんが、それだからといって漠然としたままでは行動は起こりません。目標を客観性のあるものに近づけることで取り組むべき行動が見えてきます。

定量化の例
- 理想の状態を 100％とすると現在は何％ですか？
- あと何％上げられますか？
- そのような状態になっているのはいつですか？

（2）目標達成することで得られることは何か

　体重計に乗って理由なく体重が落ちていると、意外なことに、うれしいよりも心配になります。しかし、意図的な取り組みのなかで減量が進んだことが確認できると、一気にモチベーションは上がります。頭の中であらかじめ成長ニーズが満たされている状態をイメージすることは行動化を促進します。

> **例**
> ・目標達成できたときに、どのような疑問を解明できていますか？
> ・目標達成できたときに、どのような技能が向上していますか？
> ・目標達成できたときに、どのようなことに自信がもてていますか？

(3) 目標達成の過程で経験できることは何か

「目標達成の過程で自分はどのようなことを体験するか、そしてそのときの自分は、どのような姿勢で、どのような服を着て、どのような人々と、どのような表情で話をしているのか」などを一つひとつイメージすることで、あらかじめ考えておくべきことなども見えてきます。

> **例**
> ・そのことに取り組んでいるとき、周囲の方々はどのような声掛けをしてきますか？
> ・そのときあなたはどうこたえていそうですか？

　将来をイメージさせることは、具体的な行動を引き出すための支援となります。相手が行き詰まってしまったときなどは、目標をビジュアル化できているかを確認します。

目標に向けて行動させる

　学習者が将来の自分を具体的にイメージできたら、次は行うことを考えさせ、引き出していきます。このときこそ拡大質問 (➡ 153ページ) を使うときです。

> **質問の例**
> ・そのためにできることをあげてみてください。
> ・そのためにしたいと思うことは？
> ・今まではどのようなことをしてきましたか？

　また、人は追い詰められると思わぬアイデアにたどり着いたりもします。スライドアウト (➡ 162ページ) などを用いることもアイデアを引き出すのに有効です。

ストレスは、環境変化に気づき適応しようとするときに感じるものです。「成長」とは環境に適応するためにみずからが変化することであり、当然、さまざまなストレスを受け入れる必要があります。その後に手に入れられるものの大きさに気づくことで、リスクを乗り越えるエネルギーが生まれてくるのです。

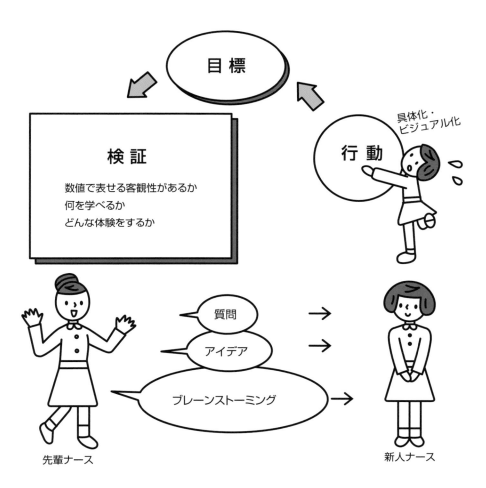

目標

検証

数値で表せる客観性があるか
何を学べるか
どんな体験をするか

行動

具体化・
ビジュアル化

質問 →
アイデア →
ブレーンストーミング →

先輩ナース

新人ナース

16 成功のための モデルをつくる

行動モデルを確認する

　私たちは、意識的にせよ無意識的にせよ、何か・だれかをモデルにして行動しています。「承認」をすることが下手なプリセプターが、承認が上手な先輩を見て「この人みたいになれたら」と、モデルをもつことで成長したというケースがよくあります。モデルをもつことで「行動をコピーする」ことを行います。

　しかし、この「コピー」は、悪いモデルでも同様にコピーしてしまいます。したがって、「以前はこんなじゃなかった」と思うなど、自分の行動のモデルとなっているものに気づけるようにすることがたいせつなのです。「仕事のうえでモデルにしている人はいますか？」「自分の行動はどのような人たちに影響を受けていますか？」などの質問をし、悪いモデルに影響を受けていることに気づいたら「行動修正」、良いモデルをまねているなら「定着」へと促します。

成功のモデルをイメージする

　「モデルとなる人物はいますか」と新人ナースに尋ねたときに、「この病院にはいません」と返されて衝撃を受けたことがあります。悲しいことですが、そのようなときには新しい理想を創造することがたいせつです。「成功している人たちで目標に近い人物はいますか？」「その人たちの成功のポイントはどのようなところにありそうですか？」などと現実に近づけていくプロセスをたどることで、行動は受け身から主体的なものに変化します。

　また、歩みのなかで成功モデルが進化することがあります。成長した人はより大きなイメージを描くようになるからであり、成功モデルが進化するのは自然なことなのです。

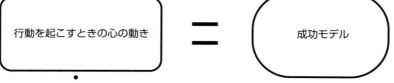

行動を起こすときの心の動き　＝　成功モデル

目標のビジュアル化

●頭の中に夢を描く

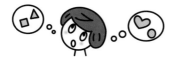

●夢のイメージを言葉にしてみる

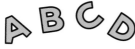

●夢の状態を色・形・大きさでイメージ
　する

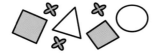

●夢を実現している状況を思い浮かべ、
　音や音楽を連想する

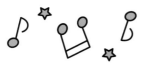

●夢を実現するときの匂いや手触りなどの
　感覚をイメージする

真実味を帯びる

やるべきことや手順がはっきりする

方法を練ることができる

行動しやすくなる

多様な意見から学ぶ

「対話を通して学ぶ」には、自分の意見をリフレクションし、それをいったん脇に置く。そのうえで他者の意見の背景を共感的に傾聴するプロセスが重要です。

熊平美香氏の「多様な世界から学ぶ」の3Step（図表1）とフレーム（図表2）が非常に役に立ちます。

図表1 多様な世界から学ぶ3Step

Step1	自分の考えを認知の4点セットでリフレクションする
Step2	感情をコントロールし、評価判断を保留する
Step3	相手の意見を認知の4点セットで聞き取り、共感する

出典：熊平美香. リフレクション～自分とチームの成長を加速させる内省の技術. ディスカヴァー・トゥエンティワン. p97.

図表2 多様な意見から学ぶフレーム

自己内省 そう思う理由は何か？		他者への共感 そう思う理由は何か？
	言　動	
	＋	
どのような知識や経験を 前提にしているのか	**経　験**	どのような知識や経験を 前提にしているのか
どのような感情をもっているのか	**感　情**	どのような感情をもっているのか
どのような価値判断をしているのか	**価値観**	どのような価値判断をしているのか

出典：熊平美香. リフレクション～自分とチームの成長を加速させる内省の技術. ディスカヴァー・トゥエンティワン. p102.

次は「点滴留置針の血管を選択する」との場面で先輩と新人看護師のやりとりでよく見かけるケースです（図表3）。

先輩看護師	新人看護師
①点滴留置針に適している血管を選択してください。	
	②正中はどうですか？
③正中？　そんなわけないですよね。	
	④……。
⑤このような基本的なことも分からないの？	
	⑥……。

　新人は、思考停止に陥り黙り込む以外になすすべをなくしてしまいます。この事例の先輩と新人看護師の言動をそれぞれに認知の4点セットで振り返ると**図表4**のようになりました。

図表4 先輩と新人の言動を認知の4セットで振り返る

先輩看護師		新人看護師
点滴留置針に正中が適しているはずがない。	言　動	点滴留置針に適している血管は正中ではどうか。
以前、関節という屈曲しやすい場所に留置して、漏れる、点滴スピードが変わるという事例を見たことがある。そのたび、差し替えとなり先輩は「解剖生理、生活動作を考えたらわかったはずだよね」と叱っていた。	経験	正中なら確実に血管を確保できる。その他の血管だと失敗しそうだった。
患者に申し訳ない気持ちになった	感情	不安感
解剖生理に基づくケア 何度も患者に痛い思いをさせない	価値観	失敗したくない 何度も患者に痛い思いをさせない

　私たち先輩看護師の立場から眺めたときの判断をいったん脇に置いて、新人看護師の言動をリフレクションしたときにどのような共感の言葉があるでしょうか。

　たとえば、次のようなことでしょうか。

・患者に痛い思いをさせたくない

・何度も失敗して頼りないと思われたくない

・一回で確実に血管を確保したい

新人の不安感に気づいたら、声掛けの仕方も変わりそうです。

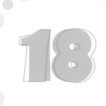

経験からの学びを行動に つなげるリフレクション

第1章16（→60ページ）で振り返りの4レベルについて述べました。ここでは頭では理解しているものの好ましい行動にブレーキをかけている自分の価値判断に気づき、とらえかたをアップデートする「ダブルループ学習」の進めかたを紹介します。

この考えかたは熊平美香氏の「リフレクション～自分とチームの成長を加速させる　内省の技術」のフレームを用いて、筆者が医療の事例を図式化したものです。

振り返りのStep

図表1 振り返りのStep

Step	質問の内容
1 計画の振り返り	①どのような計画を持っていましたか ②どのような仮説を持っていましたか ③その仮説の前提には、どのような経験・感情・価値観がありますか？
2 想定した結果	①想定していた結果は？ ②実際の結果は？
3 経験の振り返り	①どのような経験をしましたか ②上手くいったことは？　上手くいかなかったことは？ ③その経験にはどのような感情が紐づいていますか？
4 経験からの学び	①上手くいった（失敗した）理由は何だったでしょうか？ ②経験の前に戻れるとしたら、何を変えますか？
5 法則の定義	・リフレクションから明らかになったことは何ですか ・この経験を経て、持論はどのようにアップデートされましたか ・法則を定義してみましょう
6 行動計画	学んだことを、どのように次の行動に活かしますか
7 疑問	現段階で学べていないこと、疑問に思うことはありますか

出典：熊平美香. リフレクション～自分とチームの成長を加速させる内省の技術. ディスカヴァー・トゥエンティワン. p86～90 を筆者が図表化

図表1をフレームワークにしたものが図表2です。図表3は新人看護師がリフレクションした事例です。事例では目標を「患者のニーズに応えたケア」としながら「『仕事ができる人』として先輩に認められたい」との思いが患者を急かす言動を生み出したことに気づいた事例です。

先輩ほど手際よく進められない今だから、チーム力を頼ってでも「患者のニーズに応えたケア」を実現することがたいせつだと振り返ることができた事例です。

想定していた結果	⟷	実際の結果

計画	計画	どのような計画を立てましたか
	仮説	計画の前提にある仮説（判断基準）は何ですか
経験	経験	どのような経験をしましたか 上手くいった（うまくいかなかった）ことは何ですか
	感情	その経験には、どのような感情が紐づいていますか
	経験からの学び	上手くいった理由は何ですか？（上手くいかなかった理由は何ですか） 経験前に戻れるとしたら、何を変えますか？
	法則の定義	リフレクションから明らかになったことは何ですか？
	行動計画	学んだことを、どのように次の行動に活かしますか？
学び	疑問	学べていないことは何ですか

出典：熊平美香. リフレクション〜自分とチームの成長を加速させる内省の技術. ディスカヴァー・トゥエンティワン.

図表3 リフレクションの例

看護補助者のリフレクション事例		
想定した結果 患者のニーズに応えたケアの提供をする	⟷	実際の結果 食事が進まない患者に「食べるんですか、食べないんですか」と急かした
どんな計画を立てましたか 食事後に検査の予約があり、車いす搬送の予定がある。下膳した後に着替えの手伝いをする。食事は30分程度で食べ終わるよう進める。		計画の前提となる判断基準は何ですか 検査出しが遅れると検査結果の遅れをはじめさまざまな計画に影響を及ぼす、と考えた
どのような経験でしたか 前回も、食後に検査予約が入っており車椅子での搬送の指示があった。配膳後20分で3割程度しか食事が進んでいなかった。そのときは患者のペースで召し上がっていただいた。着替えは支援が必要な方で、下膳後に着替えの手伝いをしていると検査予約時間となってしまった。検査室から催促の電話が入り看護師の先輩から「段取りが悪い」と叱られた。		
感情 　　　　怖い　悔しい		経験からの学び 食事の後の着替えまたは下膳を別のメンバーと替わってもらえるか、相談する必要があった
リフレクションから明らかになったこと 「仕事ができる人」と評価されたいとの気持ちが、他のメンバーを頼ることを阻み、患者を急かした		行動計画 患者の細かな状況を報告することで、患者の一日の計画をチーム全体で調整する
疑問　　いつまでも他者を頼っていてはいけないのではないかと思う		

3

「教える」から「支える」へ

4

プリセプター ここが疑問 Q&A

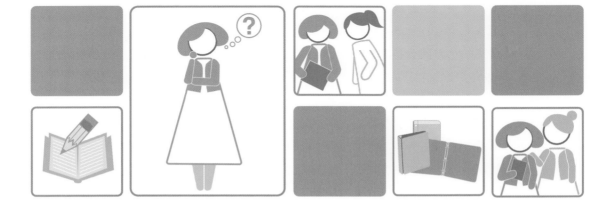

新人看護職員研修でのローテーション制は必要でしょうか

新人看護職員研修の到達目標をクリアするためにはローテーション制を取り入れる、となっていますが、期間が短すぎて一つひとつの仕事を覚えるほどの経験はできません。それでもローテーションは必要なのか疑問です。

「ライセンス取得後、出来る限り短期間の間に一通りの業務を観る以上の体験をする」ことが新人看護職員研修の到達目標になっています。また、単科の病院などで一施設では完結できない場合は近隣の病院にて研修を受ける、とされています。この目的は「観る以上の体験」とのことからも想像できるように、技術を習得する以外にもあります。

患者の全治療過程における看護に触れる

たとえば、オペ室に配属された新人看護師が、オペ前に患者から「オペ後の痛みが不安で……」と訴えられたときに「オペ後の患者を看たことがないので戸惑うばかりで応えられなかった」と体験を語りました。そこで病棟に配属されている新人看護師に「皆さんはどう説明されていますか？」とうながすと「痛みを我慢すると血圧上昇などの問題が起きることから、『我慢せずに教えてください。痛みの程度に合った鎮痛剤で痛みを和らげます』と説明しています」と教えてくれました。患者の治療過程を見ることの重要性を感じる事例でした。

科ごとの看護の特徴に触れる

ローテーション制を体験した新人看護師からは「手順が明確なオペ室での指示は明確で理解しやすかった。しかし、回復期で不穏患者の見守りの指示を受けたときには患者ごとに対応が異なるので戸惑った」といった感想が聞かれます。手技が重視される部署もあれば関係性構築が重視される部署もあるといった気づきは、自己のキャリア形成の参考になります。

地域連携の実際に触れる

回復期病棟で先輩看護師から「この患者は退院後施設に戻るのか？ それとも自宅に戻るのか？」と聞かれた新人看護師は「確認していません」と回答しました。先輩看護師が「施設と自宅では介護力が異なるので、どこまで自立させれば退院できるかが異なるでしょ」と説明されてもピンと来ていない様子だったそうです。退院した患者の外来受診の状況、在宅看護の現状、施設における介護の状況などに触れさせることは、後の

看護計画立案に影響することと思います。

　Ｚ世代は個々に携帯電話を持ち、家族間での電話の取次すら経験していません。知らない相手と電話で話すことをしてこなかったことから、検査の予約の電話さえかけられない、IC の予約時間を家族に連絡する電話をかけられない等々、先輩方には想像がつかない戸惑いがあります。

　ローテーション制は専門スキルの育成のみならず、社会人基礎力を磨く機会となります。新人看護師にはチームカンファレンスを通して学びの整理をさせることがたいせつです。

　次のようなフレームで整理させると効果的ではないかと思います。

氏名	実習部署	患者の特徴	看護の特徴	その他の学び

　参考として、次ページ図表 1 では院内ローテーション研修、他施設ローテーション研修、訪問看護見学研修などを取り入れている長野松代総合病院の年間スケジュールを紹介します。

図表1 長野松代総合病院 看護部 新人看護職員 OJT 計画

1. OJT の目的

実践を通して看護技術のみならず「看護の実践能力」「役割遂行能力」「学習能力」を身に付ける

2. 到達目標

① 倫理綱領に基づき看護職員としての基本姿勢、基本行動をとる
② キャリアラダー I の基本的看護技術の能力を身に付ける
③ 優先順位を考えながら看護実践をする
④ 体験からの気づきを未来の行動につなげるリフレクションを実践する

※ ローテーション研修は A ～ H グループを編成し I 期～IV期で実施する
※ I 期：一般病棟（内科系・外科系）、HCU・手術室・回復期病棟
※ II 期：療養型病院
※ III 期：通所リハビリ・外来・地域連携
※ IV 期：訪問看護

目標		4月	5月	6月	7月	8月	
専門能力		清拭・おむつ交換・体位交換 バイタル測定・移乗動作・感染対策 シミュレーション（6R・フィジカルアセスメント）退院支援・心電図・急変対応 皮膚・排泄ケア・吸引 ・医療機器酸素使用方法 ・内服管理 ・輸血・膀胱留置カテーテル ・注射手技	褥瘡対策研修 静脈留置針研修		人工呼吸器の取り扱いについて		
社会人基礎力		チームビルディング キャリアラダーについて コミュニケーション 社会人基礎力とは	ストレスコントロール	社会人基礎力とは リフレクション	効果測定・評価	チーム STEPS ・SBAR 報告	
その他		医療安全 地域学習 看護方式・固定チームナーシング	メンタルヘルス			受け持ち看護師の役割 夜勤設定	
手法		4月	5月	6月	7月	8月	
集合教育		❖新人導入職員研修 I 期ローテーション振り返り	シミュレーション研修 褥瘡ケアチーム研修 心療内科医師による研修	リフレクション研修	取り組み測定研修 ME による医療機器研修	ロールプレーイング研修 受け持ち看護師について研修	
OJT		1 期ローテーション 研修　　　　　　面談 ◄──────────►	本配置 配属 ◄──────		夜勤ローテーション入り前 ──────► 練習	受け持ち開始 ──────►	

	9月	10月	11月	12月	1月	2月	3月
	認知症看護	排尿自立支援			エンゼルケア	急変対応	
					受け持ち看護師役割評価	看護方式：固定チームナーシング	看護研究
		リフレクション	効果測定・評価	社会人基礎力アセスメント（リーダーチャート作成）			リフレクション
	医療療養型病院		看護補助者充実加算（協働）通所リハビリ外来看護	地域連携	訪問看護		

	9月	10月	11月	12月	1月	2月	3月
	認定看護師による研修	リフレクション研修 認定看護師による研修	取り組み測定研修 Ⅱ期ローテーション振り返り	地域連携研修	認定看護師による研修 Ⅲ～Ⅳ期ローテーション振り返り	急変シミュレーション研修 院内固定チームナーシング取り組み発表会	ステップアップ研修 院内看護研究発表会
	Ⅱ期ローテーション研修 ←→		Ⅲ期ローテーション研修 ←→		Ⅳ期ローテーション研修 ←→		

教科書やエビデンスにこだわり、ケースバイケースを受け入れない新人ナースがいます

新卒で入職3カ月目の新人ナースです。血液透析患者から「大腿部で血圧測定して」と言われましたが、その新人ナースは「足で血圧測定すると上腕に比べて測定値が＋10〜20mmHgは高くなるのでシャント肢と反対側の腕で測定します」と断ってしまいました。

患者からの訴えで気づいた先輩看護師は「次からは患者さんの言うとおりにしてくださいね」と伝えましたが、新人ナースは「私は患者に大腿部で測定できない理由をシッカリ伝えました。エビデンスに基づかない理不尽な指導をする先輩にはついていけません」と、看護部長に退職届を提出しました。看護部長からは「指導のありかたを振り返って」と言われ、先輩看護師の態度ばかりを反省させられるように感じています……。

この新人のコミュニケーションタイプは「コントローラー・プロモーター」タイプで、学習スタイルは「自信型」のようです（➡122ページ）。このようなケースだと新人の勇猛果敢な言動に焦点を当てがちです。が、多様性が尊重される時代「未来に向けてうまくいくための関わりかたを身に付ける」ことは、私たち自身のウエルビーイングにもつながります。ここは「チャンス」と考えるのが良いように思います。そこで次の思考プロセスを踏んでみてください。

（1）お互いの主張を自己認知の4点セットで整理する

経験をほとんど持たない新人看護職は「教科書に書いてあったとおりに進める」「実習で教えてもらったとおりに進める」ことにこだわります。

このときの新人の主張と先輩看護師の主張を「自己認知の4点セット」（➡120ページ）を使って整理してみると、図表1のようになるのではないかと推測します。

図表1 新人の主張と先輩看護師の主張

新人の主張		先輩の主張
シャント側の反対の腕で心臓の高さで測定する	言動	患者の要望どおり大腿部で測定する
心臓の高さで正確に測定する方法を教科書や実習で学んだ。 脚で血圧測定する場合上腕に比べ測定値が＋10〜20mmHgは高くなるので注意することは学んだ。脚での測定方法は学んだことがない	経験	シャント側と反対の腕に麻痺や浮腫がある患者の場合は大腿部で測定している。教科書に手順はないし、大腿部での測定はマンシェットの選択、当てかたなど難しかったが、先輩に教えてもらい習得した。

(図表1 つづき)

新人の主張	感情	先輩の主張
怒り	感情	不安。戸惑い
エビデンスに基づいた看護をする	価値観	臨床では応用力が重要だ

(2) 自分の判断基準を留保し「共感」の言葉を伝える

　学習型組織においては自分の主張を理解させることよりも、対話を通してお互いの学び合いがうまくいくことを考えます。まず図表1の内容を眺めたとき、理論的にはどちらも間違っていないことが確認できます。そこで私たちなりの正論を「それはそれとして」と一旦脇に置き、「確かに、脚で血圧を測定するときには注意が必要ですよね」と伝えます。するとどうでしょうか。「脚で血圧測定するケースをまだ一度も教えていなかったですね」との思いや言葉も出やすくなります。また、新人も「臨床では教科書どおりに行かないケースがたくさんある」と認識するものと思います。

(3) カンファレンスでコンフリクトから学ぶ

　このようなケースは、カンファレンスで話し合いをする必要があります。ただし、テーマは新人の態度ではなく「透析患者の確実な血圧測定のために」です。

　さまざまなアイデアが出るなか、反対意見も続々と出るかと思います（図表2）。

図表2 カンファレンスで出された反対意見

改善提案	反対意見
脚での血圧測定を教える必要がある	いちいち教える時間はない
血圧測定のマニュアルに脚での測定を追加する	マニュアル人間になる
記録（T-P）に血圧測定の部位を記載する	いちいち記録する時間はない

　ここでたいせつなことは、これらの反対意見は「改善策そのものに反対しているわけではなく、実施に伴って生じる別の問題に不安を感じている」ということを確認することです。

　そこで図表3のように反対意見を「取り組みに際しての課題」と視点を変えてとらえ直してみましょう。建設的な意見に変換できます。

図表3 反対意見を「取り組みに際しての課題」にとらえ直す

改善提案	取り組みに際しての課題
脚での血圧測定を教える必要がある	教える時間をどう捻出するか？
血圧測定のマニュアルに脚での測定を追加する	マニュアルを基に応用できる人材を育成するためになすべきことは何か？
記録（T-P）に血圧測定の部位を記載する	記録もれを防止するには何が必要か？

私が担当するプリセプティは年上で 42 歳、15 年のブランクを経て復職してきました。職場のマニュアルに沿ったやりかたではない自分なりのやりかたを通そうとします。ときには私たちが指導するやりかたに対して「それが最も良い方法でしょうか」と反発したりします。いっぽうでは、新卒新人と比べて習得するスピードが著しく遅く、やる気がないのではないかと思ってしまいます。どうしたら良いでしょうか？

　15 年のブランクは多大な不安感が伴います。また、40 歳代といえば体力の衰えを自覚し始める年齢です。そのようななかで復帰を決意したことはすばらしいことです。

　指導するうえでは新卒新人とは異なるいくつかの難題があります。教える前に相手をよく理解する必要があります。下記に中高年の一般的な傾向を列挙します。

①仕事の進めかたを身に付ける力は 26 歳を超えると年齢に比例して落ちてくる
②過去に身に付けた方法を良い方法と信じている
③過去に身に付けた方法を否定されると人格を否定されたように感じる
④良くも悪くも自分の判断で動く
⑤人生のさまざまな局面を乗り越えているぶん、患者さんや家族に共感できる力がある
⑥疲労の回復も体の動きも遅い

　自動車教習所の調べで「26 歳までは最短時間で免許を取得するも、その後は年齢に比例して練習時間数が増えている」とのデータが示されたことがありました。人は加齢とともに新規の知識・技術の習得に時間を要するようになります。ましてや電子カルテのような領域に至っては、言葉の理解から始めねばならず、新卒新人ナースに比して10 倍くらいの労力とエネルギーが必要となるでしょう。プリセプターにはそれなりの覚悟と根気強さが求められます。

年配新人ならではの気づきも

　また、人生のさまざまなライフイベントを経験してきた年配新人ナースは、若いプリセプターには理解できない状況にも目が届くことがあります。

　このような事例があります。

　「乳製品が禁止となっているお子さんのパンケーキには生クリームをのせないでくだ

さい」とプリセプターに言われたのですが、子育ての経験があるそのプリセプティは「4人部屋で1人だけ生クリームがのっていないのはかわいそうですから……」と従来のやりかたに反発を感じ躊躇しています。

　年配者への指導では特に学習型組織の考えかたがたいせつです。第2章のファシリテ―ションサイクルで詳しく述べましたが、双方の意見の違いを際立たせる前に、お互い「最良の療養環境を提供する」との共通の目的をもっていることを確認することが重要です。この事例では、そうした確認をしたうえで、十分な意見の聞き取りとプリセプター側の主張を行い意見の構造化をしたところ、「栄養科に相談して、マッシュポテトで代用してもらい、見た目を同じにする」と、双方が成長することができました。

　意見が対立したときは、以下のポイントに留意しましょう。

①チャンク（➡ 164ページ）を上げ、共通の目的を見出す
②こちら側の言い分を伝える前に、相手の言い分を聞く
③お互いのやりかたにこだわらず、目的に最も貢献できるやりかたを検討する

　年上の人に指導するとき最もたいせつなのは、人生の先輩として相手を尊敬することです。指導中も丁寧語で対話をするなど、態度で示しましょう。「教えてあげるのに、なぜ気をつかわなければならないのか」との思いはあるかもしれませんが、こういうことこそが対人関係能力といえます。

　もう1つ、復職してきた年上看護師の不安感にも目を向ける必要があります。

①「経験者のわりにできない」と思われるかも
②「経験者なのに仕事が遅い」と思われるかも
③失敗すると、「新卒でもないのに……」と思われるかも
④「できて当たり前」の雰囲気を感じている

　これらのことがあると、最も慣れた手順を優先してしまうことも考えられます。
　私たちは新人の100%味方だという姿勢を示し、相手の鎧を脱ぎ捨てる意識を引き出す必要があります。

4 先輩がプリセプター制度に批判的です

プリセプターを経験したことのない先輩たちが、「自分たちが新人のころは、先輩の仕事を見て自分で仕事を覚えたものだ。手取り足取り教えてもらえて当たり前だと思っているプリセプター制度なんて、新人ナースを甘やかす制度だ」と批判的です。

柔軟性を養ってもらうためにできること

人はどうしても自分が体験してきたものを肯定します。それはしかたがないのですが、別の考えかたや情報に触れ、戸惑うなかで徐々に考えかたを変化させ適応していきます。気長に構えましょう。

しかし、先輩がたのなかには、極端に外部環境の変化に関する情報から遠ざかっていた結果、周囲が「今さら何を言い出すの?!」と驚くようなことを自信をもって発言する人もいます。それだけにとどまらず、自分にとって違和感のある情報をことごとく否定し切り捨てようとする場合もあります。そういう方は「学習障害」を来していると考えられます（右ページチェックリスト）。まずは上司と話し合い、そのような方々の理解を助ける学習の機会を設け、柔軟性を養っていただく必要があります。

異論は悪ではない

ところで、異論を唱えることは必ずしも組織集団にとって悪影響とはいえません。批判的な話のなかから新たな方法が出てくることがあります。よくよく考えれば「教えてもらって当たり前」との考えかたはどうか？　新人ナースみずからが学ぶという姿勢を意図的に育てるという点には賛同できます。

集団の多くが受け入れていた方針に対して批判的な人材をマベリック*と呼び、組織は毛嫌いしてきた歴史があります。しかし、学習型組織はそのようなメンバーの投げ掛ける疑問や批判に対して立ち止まり、現在行っていることを論理的に精査する姿勢をもっています。マベリックは協力をすることはないかもしれませんが考える機会をもたらします。

もっとも厄介なメンバーは、批判も言わなければ協力もしないメンバーです。

パレートは「結果の8割は2割の努力の結果である」との法則（2:8の法則）を唱えています。プリセプターを積極的に支える「2割」は必ずいます。また、「2:6:2の

法則」との説もあります。「2割はつねに前向きに活動を支えた、6割は貢献もしなければ足も引っ張らなかった、あとの2割はつねに活動を批判的に眺めた」というものです。積極的ではありませんが指示には従う6割には、日ごろから状況説明を怠らないようにしましょう。いざというときには必ず役に立つ存在です。

チェックリスト

「学習障害」をもった集団や個人のチェックリスト（教育研修の不足度チェック）

教育が不足すると、集団や個人に次のような言動が目立つようになります。○△が半数以上の場合は教育研修が非常に不足しており、緊急対応が必要です。

教育不足がもたらす職場の雰囲気や個人の言動

○…たいへん多い　　△…ときどきある　　×…ほとんどない

- ☐ 外部からの指摘に「私たちは一生懸命やっている」と防衛反応を繰り返す
- ☐ 外部環境の変化に「当院には当院のやりかたがある」という態度で取り合わない
- ☐ 「○○は日本の風土には合わない」と端から決め付けて拒絶する
- ☐ 「企業的で医療界になじまない」という考えかたで変革を拒む
- ☐ 「病院の規模が異なるのだから当院とは別だ」と取り合わない
- ☐ 新しい取り組みの意味を読み取れず「上司の指示だから」との態度をとる
- ☐ 他の病院が新様式をつくっても興味を示さない
- ☐ 利用者から直接的に要望があっても迅速にこたえられない
- ☐ すでに業界で一般化した方法やサービスしか導入できない
- ☐ マンネリ化していることに気づいていても大きな変革を起こせない
- ☐ 「学習はしてもしなくても同じ」と学習を軽視する
- ☐ 新しいことに警戒しバリアを張る
- ☐ 経験したことがないことには批判的な態度で、認めようとしない
- ☐ 社会的視野で目的を考えず、生活視野で物事をとらえてしまう
     例：「喫煙は嗜好品で個人の問題だから、組織がとやかく言えるものではない」
- ☐ 問題の本質が異なることに気づかず、すべてをいっしょくたに考えてしまう
     例：「喫煙がダメなら飲酒もダメということになるでしょう」
- ☐ 同業者や同職場のメンバー以外の意見は、同じ人間同士の話としてとらえられない
- ☐ 「新しいこと」を「変わったこと」とする判断基準を身に付けている
- ☐ 職場に起きた課題への解決を迫られると「私に言われても」と上司に依存する
- ☐ 新しいことはなんでも反対する行動パターンが身に付いている
- ☐ 新しいシステムの問題点を見つけても改善に取り組もうとしない

● 用 語 解 説 ●

マベリック（Maverick）の語源

テキサスのカウボーイたちには、自分の牧場で生まれた仔牛にその牧場の烙印を押す習慣があります。

ある牧場主が友人や親戚に烙印を押していない仔牛を贈り、受け取った側は自分の牧場の烙印を押すことができ、たいへん好評となりました。烙印のない仔牛をマベリックと呼びました。（New Collegiate Dictionary より）

これが人間社会では「無所属の人」「異端者」「離れ牛」「一匹狼」などのネガティブなイメージで一般化しました。しかし、ビジネス用語では古い体質の組織や大組織にありがちな慣習や常識にとらわれることなく新鮮で豊かな発想ができる人材をマベリックと呼ぶようになりつつあります。

4

プリセプター ここが疑問　Q&A

5

「優先順位がつけられずスケジュール通りに進められない」と悩む新人への指導は？

初めて胃瘻の滴下を新人に任せました。3時間かけての指示なので11時開始、14時終了、その後30分は安静。15時からのおむつ交換に間に合うようにとの計画を確認した。が、センサー対応、点滴漏れ等の多重課題における優先順位をつけられず、開始が11時30分とギリギリになった。「私が優先順位をつけられなくて、ご迷惑をおかけしてすみません」とわかっているようですが、改善にはどのような支援が必要でしょうか？

「優先順位を考えて」と指示で済ませることなく、新人がどう判断しているのか。あるいは好ましい行動をとろうとするときにブレーキをかけている要因を突き止めようとする。この指導姿勢はとてもたいせつです。

経験からの学びをリフレクションするフレームワークで見える化

まずは、新人看護師の経験をインタビュー形式で「経験からの学びをリフレクションするフレームワークに書き落とし、見える化します（図表1）。

図表1 優先順位をつけられなかった新人のリフレクション

想定した結果 胃瘻からの注入をおむつ交換までの時間に終了させ、スムーズに業務を終える	⟷	実際の結果 など 他の患者への対応に追われ開始時間が遅くなり、計画通り進めることができなかった
どんな計画を立てましたか 胃瘻滴下は3時間の指示。①11時に開始〜14時終了 ②終了後30分は安静。③15時のおむつ交換。 ＊11時までに他の患者のバイタル測定などを終了させる	計画の前提となる判断基準は何ですか 15時からのおむつ交換は他のメンバーと協力して実施する 14時30分より前に胃瘻滴下終了しないとチーム全体の動きに影響が出る	
どのような経験でしたか 11時まで4名の受け持ち患者のバイタル測定・アセスメントで回る。点滴漏れを発見、対応に手こずった。その後、離床センサーに対応。胃瘻準備完了は11時10分だった。初めての胃瘻滴下のため先輩の確認が必要。指導先輩は多忙そうだ。他の先輩を頼るかギリギリまで迷った。タイムリミット11時20分に別の先輩を頼る。		
感情 悔しい	経験からの学び ①点滴漏れの対応は後回しでもよかったかもしれない ②他の先輩に迷わず声を掛ける	
リフレクションから明らかになったこと ①点滴漏れに対応するスキル不足で時間が掛かる ②自立見極めを早く得たいと指導先輩の確認にこだわった	行動計画 ①点滴漏れの対処は後回しにする ②個人の目標よりチーム・患者の目標を優先する	
疑問　点滴漏れの対処は後回しにして良いだろうか		

PDCA の思考で整理してゆく中で「経験からの学び」の①②が出てきています。これはシングルループ学習です。

　さらに、行動にブレーキをかける要因、疑問点などを把握してとらえかたをアップデートする。つまり、ダブルループ学習を支援することがたいせつです。

　①に対しては「点滴漏れの対応を後にしても良いのか？」という不安と疑問です。

　②に対しては「他の人より自立が遅れていることを揶揄されるのでは？」の不安です。

　①に対しては薬剤の種類、尿意の状況を確認したうえで問題がなければ「その優先順位のつけかたでよいと思います」と承認をしましょう。新人は、後回しにするときにはそれらの事項を確認する必要があることに気づくはずです。

　そのうえで、当たり前のことではありますが、後回しにするときには「点滴を止める」「点滴針を抜く」「残っている輸液は廃棄し、次に開始するときには新たなものを準備する」「患者に説明し、同意をとる」など、最低でもすべきことを念押しし、優先順位は決して片方の患者を軽んじることではないとの視点と自信を確認する必要があります。

　恐らく次からは躊躇なくその判断、行動をとるようになるものと思います。

　②は、このケースでは「全体の利益のために動いても『他の新人より自立が遅れている』と言われるのなら個人主義に走る」のはキツイ職場の特徴ととらえられます。職場の心理的安全性を高めることの必要性を考えさせられます。まずは「他の新人と比較されたらいやですよね。ごめんなさい」と代表して伝えましょう。そのうえで「私たちが目指すのは全体の利益を優先できる人なので、あなたは素晴らしい」と承認しましょう。

　このようにとらえると、新人の失敗は「お互いの学び」につながりますね。

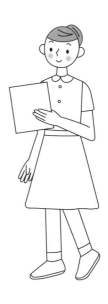

海外旅行をすることに興味があり、お金が貯まると仕事を辞めて海外で暮らし、資金が不足すると日本に戻って看護師の仕事をすることを繰り返している新人ナースです。「そう長くは勤めない」との態度が初めからあり、指導のやりがいがありません。

価値観の多様化が進む現代において人生における仕事の位置づけもさまざまです。職場もそれらの変化をある程度は受け止めることを求められています。インドネシアから看護師・介護者を受け入れるようになり、勤務時間の合間に「お祈りの時間」を設ける施設が出てきたことなどはその一例です。

事例のような新人ナースの生きかたも、よし悪しを問う論議をする以前に「1つの生きかただ」として受け止めることがたいせつになって来ているように思います。

現代の若者の就業意識

現代の若者の就業意識研究に取り組む明治大学の牛尾奈緒美教授（情報コミュニケーション学）は『大学生の就職と採用』（永野仁編著、中央経済社）の中で、現代の若者の就業意識には6タイプがあるとしています。筆者が図表1にまとめてみました。C2、C5、C6のタイプは仕事そのものを楽しむ内発的動機で理想の職場を決定します。成長志向が強く、そのために新しい体験を求めてローテーションや転職も視野に入れ動くタイプです。いっぽうC3、C4は、人間関係や給与など仕事以外の外発的動機で理想の職場を決定します。

牛尾教授はこうした就業意識ごとの受け入れ体制を設けることが重要であるとしています。たとえば人間関係をたいせつにするC3、C4の場合は、コミュニケーションの機会や仕事内容の充実を図ることが満足度につながるとしています。

事例の新人ナースについてはどうでしょう。C1のマイライフ型に含まれるでしょうか？　正社員でありながら派遣社員のような意識ですね。このままでは将来的にキャリアドリフト*の道を歩むことにもなりかねません。

C1タイプのみならずC3、C4タイプも、仕事そのものを楽しむ構えがない限り3年未満の離職は否めないと牛尾教授は示唆しています。

指導者にできることは、次のような取り組みではないかと考えます。

①組織が求める人材像を具体的に伝える
②仕事と私生活の両立している人の姿を見せる
③キャリアドリフトについてできる限り具体的に知らせる
④自己の強みを活かしたキャリア形成の可能性を考えさせる

図表1 就職意識のタイプ分け

タイプ	特徴
C1：マイライフ派	・生活の中心は仕事ではなく私生活にある ・仕事は生活を楽しむための手段に過ぎない ・出世やキャリアアップについて考えることはない ・男性、女性の役割分業にはこだわらない
C2：古典的仕事人	・仕事の実力を評価されることを好む。転職志向は強い ・仕事自体の満足感をたいせつにする ・出世意欲は高くない ・古い男女の役割分担にこだわる
C3：伝統的会社人	・長期雇用、年功制などの従来型雇用制度を支持する ・出世欲も強い ・仕事中心のライフスタイルをもつ ・男女の役割分業には従来の伝統的な考えかたをもつ
C4：X理論型出世志向	・労働は生活の糧のためと考える ・仕事に対するコミットメントは低い ・反面、出世志向が強いが苦労までは望まない
C5：ジェンダーフリー型安定志向	・男女の役割分業には最も否定的な考えかたをもつ ・出世は望まず終身雇用の安定度の恩恵を期待する ・仕事や勤労には前向きな姿勢がある
C6：Y理論型ポジティブ志向	・仕事の内容に価値を置く ・労働への意識が高い ・企業内では実力で評価されることを望む。転職志向も強い ・男女の役割分業の考えかたには寄与しない ・昇進に対する意欲は比較的旺盛である

出典：永野仁編著. 第6章 大学生の就職意識と就職活動～ジェンダー・マネジメントの視点から. 大学生の就職と採用. 中央経済社, 2004, 203p.

─ 用語解説 ─

キャリアドリフト

キャリアドリフトとは、自分の希望や条件を満たす職場やポジションに就けず、しぶしぶ、仕事をしている状態をいいます。

7 新人ナースに任せられず自分で仕事をしてしまいます

自分自身、以前から周囲にヘルプを求めることをしないほうでした。プリセプターになったのですが、新人ナースにも遠慮してしまいがちで、結局は自分でやってしまいます。「周囲や新人を巻き込めなければだめよ」と上司からは言われるのですが、なかなか思い切れません。

ほかの人にヘルプを申し出ることができない理由はなんでしょうか。断られることが怖い？ 甘えた人だと思われるのではないかと不安？ 能力が低いと思われるかも、と考えてしまうから？

ヘルプやリクエストを出せないことの要因の１つに「もし○○だったら」とネガティブな想像をすることがあります。そのほかに、人に頼ることは迷惑をかけることにつながる悪いことだと思い込んでいる人もいます。仕事を任せる、自分の仕事の補佐を求めることは、自分が楽になるということもありますが、それ以上に集団や相手を活性化したり成長させたりします。ポジティブなイメージを描くことができれば、仕事を相手に任せることはたやすいはずです。

プリセプター経験者の知人にこの状態を乗り越えた人がいます。乗り越えられたのは自分のトラウマを打破できたことでした。

> **事 例**
> 新人の仕事を見てあげると自分の仕事が滞り記録ができずに残業になってしまう。仕事が残っているのに研修にも出なくてはならず、参加しても集中できない。新人にもイライラした態度をぶつけてしまい、そのような自分が情けなくなる。
> メンターコーチとそのことを話した際、「周囲の人に自分の仕事か新人の指導を手伝ってもらうことはしないの？」と質問された。もちろん、ヘルプを申し出ようか、とは思う。しかし、以前、頼んだときに「えっ！」と嫌そうな顔をされたことが思い出されて頼めないことに気づいた。メンターコーチは「そうだったのね」とやさしく共感したうえで、「いっぱいいっぱいになってイライラしてしまう状態から脱したいのよね」と私の本当の気持ちを確認してくれた。そのとき「そうなのよね」と一大奮起して「プリセプティさんが包帯交換をする際のフォローをお願いできますか」と先輩にお願いしたらあっさり「OK」と言ってくれた。そのうえ、「ついでだから記録も指導しておきました」と報告を受けた。何やら職場の中で自由になっていく自分を感じ元気になった。

「もし○○だったら」と自分の不安感を自分で育ててしまう習慣をもってしまうと苦しくなります。指導で成功するためには意識してポジティブ思考を育てることです。

自己の行動にかかっているブレーキをはずす
　①自己の非合理的ビリーフを把握する
　②自分の感情、価値観を「それはそれとして」といったん脇に置く
　③「ちょうど良かった。未来のたいせつなことに向けて変えられることを考えよう」
　　とつぶやく

未来のたいせつなことに向けて変えられるのは？
①新人に仕事を任せることで相手はどんな理想に近づくか？
②自分一人で仕事を抱え込まず補佐をリクエストすることで、周囲はどのような利益
　を手にするか？
③自分はいったいどのような状態をつくりたいのか？

　このような視点でセルフコーチングをしてみましょう。あるいは、あなたのコーチに相談して煮詰めてみましょう。

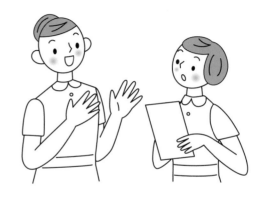

8 新人ナースのストレスをどのように把握すればよいですか？

入職当初は人一倍元気の良かった新人ナースが徐々に元気がなくなってしまい、体の不調を訴えた挙げ句「続ける自信がありません」と辞めてしまいました。二度とこのような失敗をしたくないのですが、何か対策はありますか？

ストレスの定義は「刺激に対する反応」です。まったく刺激を感じないことも問題です。環境変化や仕事の負担などを感じて適応しようとすることで起きるストレスは、ある意味で必要です。ストレスには「良いストレス」と「悪いストレス」があるのです。

> 良いストレス… 夢、目標、良い人間関係、記録へのチャレンジに向かうなど、自分を奮い立たせる刺激
> 悪いストレス… 過労、悪い人間関係、不安など、体や精神が苦しくなったり嫌悪感を伴ったりする刺激

しかし、いくら「良いストレス」といっても、高すぎても低すぎても仕事の生産性は落ちることがわかっています（ヤーキズ・ドットソンの法則、図表1）。

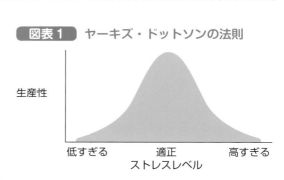

図表1 ヤーキズ・ドットソンの法則

生産性

低すぎる　　適正　　高すぎる
ストレスレベル

新人が初めて夜勤帯で仕事をするときに、自分の能力に余るほどの患者数を抱えていることを知れば「過剰なストレス」となります。逆に夜間帯の看護に慣れるためのチャレンジと思える程度の受け持ち数で経験できるなら、成長という夢のための良いストレスとなります。

新人のストレスレベルを確認する

新人の過剰ストレスには早期警告があるはずですから、周囲は少なくともそれに気づき、対策を練れるよう注意を払いたいものです。そのため200ページの「ストレスレベル」のセルフアセスメント表で確認することを習慣化しておくことも良い方法です。

ストレスのプロセス
①早期警告期…ストレスで肩こり、消化器系の不調など、体が具体的な反応を表す。
　　　　　　　残業を控えさせるなど、周囲の協力も求めてリラックスの方法を検討
　　　　　　　する
②警告期………体が受けた障害の回復が遅れてきて作業効率が遅れ始める。免疫の低
　　　　　　　下も起き始める
③燃え尽き期…体のストレス性疾患の発症のみならず、心にも回復が難しい疾患が出
　　　　　　　てくる

　また、同じストレスの原因をもっていても、とらえかたが異なれば「良いストレス」「悪いストレス」の違いが出ます。先輩の辛口のフィードバックを「成長のための情報」ととらえれば良いストレスですが、「文句をつけられた」ととらえれば悪いストレスになります。コミュニケーションタイプなどでもストレスの質は変わってきてしまいます。強い信念のようなものを明確にもっていればいるほどに、それと反する状況に置かれればストレスを感じやすいものです。ときどき「しっかりした新人と思うほど早期離職してしまう」との話を耳にすることがあります。それはこのような論理のなかでうなずける話です。

　この質問の「辞めてしまった新人」は「タイプ A 行動パターン」を想像させます。「タイプ A」はアメリカの医師・フリードマンが発見した行動パターンです。

　フリードマンは心臓病の外来で待合室のいすの前部が異常に早くすり切れていることに気づきました。そこで待合室の様子を観察すると、心臓病患者はわずかな時間を待つことにもイライラした様子で、すぐに立ち上がれるように浅く腰掛けている人が多く、いすのすり切れはそのためであることがわかりました。このことから、心臓病患者にはある特徴的な性格が多いことがわかってきたのです。これが「タイプ A 行動パターン」です。A は aggressive の頭文字です。あなたも 201 ページのリストでチェックしてみてください。

　心身ともに健康を保つためには、自分自身がどのような思考や行動パターンをもっているかを知り、ストレスレベルが上がるときを想定し、下げるための工夫をあらかじめ検討する必要があります。あるいは別の思考やとらえかたに変えることでストレスレベルがどのように変わるかも、新人といっしょに検討するとよいですね。

「ストレスレベル」のセルフアセスメント

A. 最近 1 カ月間、以下の項目について、どの程度感じていましたか。該当する数字を○で囲んでください。

0 ＝まったく感じなかった　　1 ＝たまに感じた　　2 ＝しばしば感じた　　3 ＝いつも感じていた

事　例	回答欄
1. ひどく緊張したり不安な状態になった	0 － 1 － 2 － 3
2. 気分がひどく動揺した	0 － 1 － 2 － 3
3. ささいなことにひどく神経質になった	0 － 1 － 2 － 3
4. 虚脱感や無気力感に襲われた	0 － 1 － 2 － 3
5. 落ち着かず、じっとしていられなかった	0 － 1 － 2 － 3
6. 朝まで疲れが残り、仕事に向かう気力がわいてこなかった	0 － 1 － 2 － 3
7. まわりの出来事に振り回された	0 － 1 － 2 － 3
8. 腹が立って自分の感情を抑えられなかった	0 － 1 － 2 － 3
9. 深刻な悩みが頭から離れなかった	0 － 1 － 2 － 3
10. 物事に集中することができなかった	0 － 1 － 2 － 3
11. 物事が思いどおりにならず、欲求不満に陥った	0 － 1 － 2 － 3
12. 人前に顔を出すのが億劫になった	0 － 1 － 2 － 3
13. 人の視線が気になった	0 － 1 － 2 － 3
14. 同じ間違いを繰り返してしまった	0 － 1 － 2 － 3
15. 家族や親しい人といっしょのときもくつろげなかった	0 － 1 － 2 － 3

合計

B. 最近 3 カ月間、次のような症状がどの程度ありましたか。該当する数字を○で囲んでください。

0 ＝まったく感じなかった　　1 ＝たまに感じた　　2 ＝しばしば感じた　　3 ＝いつも感じていた

事　例	回答欄
1. 不眠	0 － 1 － 2 － 3
2. 心臓の動悸	0 － 1 － 2 － 3
3. 顔や体の一部のけいれん	0 － 1 － 2 － 3
4. めまい	0 － 1 － 2 － 3
5. 多汗	0 － 1 － 2 － 3
6. 感覚過敏（体にムズムズ、ピリピリ、痛みを感じる）	0 － 1 － 2 － 3
7. 腰痛	0 － 1 － 2 － 3
8. 目の疲れ	0 － 1 － 2 － 3
9. 首や肩のこり	0 － 1 － 2 － 3
10. 頭痛	0 － 1 － 2 － 3
11. 感染症（風邪、咽頭炎、吹き出物）	0 － 1 － 2 － 3
12. 便秘	0 － 1 － 2 － 3
13. 発熱	0 － 1 － 2 － 3
14. 消化不良	0 － 1 － 2 － 3
15. 下痢	0 － 1 － 2 － 3

合計

「タイプ A」のセルフアセスメント

以下の項目をチェックして合計を出してみてください。

1 ＝いいえ　　2 ＝ときどき　　3 ＝いつも

事　例	回答欄
1.　食べるのも歩くのもなんでも速い	1 － 2 － 3
2.　たたみかけるような早口で話す	1 － 2 － 3
3.　待たされるとイライラする	1 － 2 － 3
4.　人の話を終わりまで聞かず、先回りして口をはさむことが多い	1 － 2 － 3
5.　なんでも短時間で仕上げようとする	1 － 2 － 3
6.　一度にいくつものことをしようとする	1 － 2 － 3
7.　のろのろしている人を見ると腹が立つ	1 － 2 － 3
8.　生活を楽しんだりくつろいだりするには、時間が足りないと感じる	1 － 2 － 3
9.　多くのことに手を出しすぎていると感じる	1 － 2 － 3
10.　スピード違反で運転する	1 － 2 － 3
11.　ゲームやスポーツには勝たないと気がすまない	1 － 2 － 3
12.　時間をだらだら過ごすことに耐えられない	1 － 2 － 3
13.　だれかと話しながら別のことを考えていることがある	1 － 2 － 3
14.　指先で机の上をせわしなくたたいたり足先をゆすったりすることがある	1 － 2 － 3
15.　すぐ口論になる	1 － 2 － 3

0 ～ 27 点　：平均的です
28 ～ 35 点：タイプ A 傾向にあります
36 点以上　：典型的なタイプ A です

合計

9 心理的安全性を考えると、ダメなことをダメ と言えません

認知症が進み見当識障害のある患者さんにストローパックのお茶を手に持って飲んでいただいたところ、そのお茶をこぼし病衣が濡れて寒いとの訴えがありました。しかし、優先順位が高い処置ケア（内服・点滴・導尿・手術直後の患者さんの観察）があり、保清を後回しにしました。患者さんはベッド柵をガタガタと揺らし「寒い、寒い」と叫び続けました。それに気づいた先輩看護師が「濡れてしまったのですね。ごめんなさいね」と言いながら清拭と着替えを行うと、患者さんは「ありがとう」とうそのように落ち着きました。新人は「次からもっと早く先輩にヘルプを出します」と振り返りました。それでは「個別性の高い看護」という振り返りにはならないと思いながらも「そうだね」と承認してしまい、看護の見直しに踏み込めません。

すでに起きてしまったことについて「こうすべきではなかった」と指摘しては、心理的安全性の側面で問題となります。このようなときもリフレクションのフレームに沿って聴き取ってみましょう（図表1）。

図表1 多重課題を抱え個別状況に応えられない……

想定した結果 患者さんの個別の状況に応えたケアの提供をする	⬅➡	実際の結果 患者さんの要望に応えられず、不穏を増強してしまった
どんな計画を立てましたか 食事は、時間をかけ全介助で実施する		計画の前提となる判断基準は何ですか 認知症が進み、見当識障害が見られる
どのような経験でしたか ストローパックのお茶を手に持って飲んでもらう。お茶がこぼれ、タオルを敷いていたが病衣が濡れる。寒いとの訴えがある。が、優先順位が高い処置ケア（内服・点滴・導尿・手術直後の患者さんの観察）の時間だった。着替えを後回しにするとベッド柵をガタガタと揺らし「寒い、寒い」と叫び続ける。それに気づいた先輩看護師が「濡れてしまったのですね。ごめんなさいね」と言いながら清拭と着替えを行うと患者さんは「ありがとう」とうそのように落ち着いた。		
感情 少し驚いた。情けない思い。		経験からの学び 一人でムリなときには周囲にヘルプを求める
リフレクションから明らかになったこと もっと早く先輩に代わってもらったほうが患者さんにとっては良かった		行動計画 個別性に合わせニーズに沿った看護をするために現在の状況の報告と相談と対応を依頼する
疑問　先輩も手を離せないときには個別状況に対応するのは難しいのではないか		

心理的安全性を目指す目的を確認

職場における心理的安全性は目的ではなく、学習型組織の要件の1つに過ぎません。学習型組織にはもう1つ「高い目標達成意欲」が必要です。これがなければヌルイ職場に陥ります。このリフレクションシートを眺めると、目標は「個別性に合わせニーズに沿った看護の提供」になります。

にもかかわらず、疑問のところで「このケアで目指したこと」は影を潜め、むしろ諦めかけている様子が見受けられます。ここは指導者として踏ん張りどころです。

未来に向けて変えられることを洗い出す

心理的安全性の高い職場は「不都合な事実を歓迎する」言葉掛けを考えます。

たとえば「ちょうど良かった」と声を掛けます。そしてあなたが目指した「個別性に合わせニーズに沿った看護」に変えられることを考えてみましょう、と未来に目を向けます。

そして「ストローパックのお茶をこぼしたということですが、見当識障害の人でもこぼれにくい容器はありますか？　たくさん出してみましょう」と「一緒に考える」声掛けをすると、安全な環境で自己成長のための振り返りへ進めることができます。

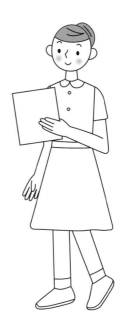

10 新人ナースが本当に反省しているのか不安です

新人ナースが失敗して注意をするのですが、その後も平気そうで反省の色が見えないのです。本当に反省しているのか不安です。

失敗するとたいがいの場合はなんらかのかたちでモチベーションが下がっています。しかし、失敗の受け止めかたが人によってそれぞれ異なることから、そのリアクションや立ち直りの早さに違いがあり、このような質問が出てきます。

学習スタイルの項（➡110ページ）で学習したことを思い出してみましょう。もしもこの新人が「トライ＆エラー」タイプだとしたらいかがでしょうか。このタイプの特徴は、とにかく実験的にいろんなことに取り組み、その体験から学びます。たとえ失敗だったとしても、このタイプの人は気づいたことがあればある程度は満足します。EQの項（➡130ページ）でも学びましたが、平常心を保てている人のほうが患者さんへのかかわりのなかでは良い成果があげられるのです。その意味では、立ち直りが早いことは良いことといえます。しかし、私たちはその態度を「反省していないのではないか」ととらえ不安感が募り、心配しているのではないでしょうか。特にプリセプター側の指導スタイルが「理論的世話焼きタイプ」（➡114ページ）でしたら、とても不安な気持ちになることと思います。

このタイプへのかかわりかた
①結果のよし悪しを指摘せずに「体験から学んだことは何か」と尋ねる
②失敗によって気づいたことが、あらかじめ予測できたことであっても承認する
③指導者の考えをはじめから押し付けず、本人の考えを聞く
④指示というよりリクエストをして、論理とつなげさせる

11 新人ナースの態度にイライラしてしまいます

「患者さんの取り違え」や「オーダーの変更に気づかない」などのトラブルが起きたことから、当院内のシステムは点滴のオーダーや採血のオーダーが出たときにはリアルタイムでチェックができるチェックシステムで確認をしてから実行するように構築されています。新人ナースにもそのように伝えているのですが、私が担当する新人ナースはチェックシステムを通さずに点滴を実施してしまったことが何度もあります。それで「あなたは医療事故を甘くみていない？」とイライラして叱ってしまい、最近は新人に避けられています。

まず第一に、感情が高ぶるのは新人ナースの行為に不安感を抱いていることに起因しています。「指導者として新人ナースに事故を起こさせてはならない」という強い信念が引き金になって、「事故防止のためにチェックシステムを守らなければ事故が起きる」と飛躍した固定観念に変化していき、小さな不安感が巨大な不安感に育っているのではないでしょうか。もちろん、チェックシステムを使用することを指導することは正しいのです。しかし、忘れたからといってすぐに事故が起きるわけではなく、「あなたは医療事故を甘くみている」とつなげるのには無理があり、飛躍しすぎと感じます。

チェックシステムを使わなかった背景として、もっとたくさんの理由が考えられないでしょうか。ここは MECE（→ 94 ページ）でその原因を洗い出してみましょう。すると、新人の態度の問題だけが原因ではないことがみえてきて、相手にイライラせずに済むことがあります。

MECE で考えられる新人ナースの行動の原因
- 仕事が多重状況で処理能力をオーバーしていたので、わかっていながら省いた
- チェックシステム以外の方法でチェックができていた
- パニックを起こしていて手続きを飛ばしていることに気づいていなかった
- 心のなかが仕事や人間関係の重圧で混乱し、他の人に手助けを頼めずにいた
- チェックシステムを使おうとしたときに「早く」と急かされた
- 疲れていて集中力が落ちていた　etc.

シミュレーションで学んだのになぜ失敗をするのでしょうか？

　1週間前、新人ナースといっしょに不整脈発生時における携帯型心電計を使った測定技術をシミュレーショントレーニングしました。本日の昼食前、与薬などで多忙を極めている最中に患者さんに不整脈発作が現れている様子だったため、新人ナースに「心電計をすぐに装着してください」と指示しました。けれども、電極の粘着テープを剥がし忘れてそのまま患者さんの胸に乗せてしまいました。これではシミュレーショントレーニングを行った意味がないとガッカリします。なぜ学んだことができないのでしょうか？

　この事例では、プリセプターが作業を点検した際、患者さんが発汗して外部電極がピッタリと貼り付いており、電源を入れても波形が現れず、チェックをして初めて電極のテープの剥がし忘れが発覚したという状況だったようです。

　私たちが一度の体験で学べる量には限りがあります。おそらくこの新人さんは手順について質問されたら正解を答えられるでしょう。しかし、緊迫した状況のなかで精神コントロールしながら携帯型心電計で測定する体験は初めてだった、といえます。

　P.F.ドラッカーは「成果とは長期的な視点で眺めるもの」と言っています。つまり数回の指導でできるようになることはまれなのです。

> **ドラッカーの提言 1**
> 成果とは百発百中のことではない。百発百中は曲芸である。
> 成果とは打率である。
> 弱みがないことを評価してはならない。
> そのようなことでは、意欲を失わせ、士気を損なう。

　この事例のような場合は「どのような状況だったの？」と失敗体験に耳を傾け受け止めることが肝心です。その後に「その体験があって自分の考えかたや行動にどのような変化があった？」と学びを再確認することで、「電極のテープを剥がす。通電しないときには電極を確認する」との意識が芽生えているはずです。

　そのような意識を確認することができたら、「よい経験でしたね」と成長のために重要な経験をしたことを伝えましょう。

　医療サービスにおいて失敗は許されません。しかし、人の成長には失敗体験は不可欠

です。そこで、指導者は大事故にならないように絶妙のタイミングで手助けできるように常に見守る必要があります。今回の場合にも先輩はタイムリーに補完することができています。それで良いのです。

> **ドラッカーの提言 2**
> 成果とは長期のものである。すなわち、間違えや失敗をしない者を信用してはならないということである。
> それは、見せかけか、無難なこと、くだらないことにしか手を付けない者である。
> 人は、優れているほど多くの間違いを犯す。優れているほど新しいことを試みる。

「思考＝事実」からの脱却

　「シミュレーションしているからできるだろう」は私たちの期待、思いであって、実際そのようなことはありません。まずは、「私はそう考えている」と第三者的に思考を受け止める。そのうえで「そうではないのかもしれない」と固定観念をはずす習慣を身に付けましょう。

失敗の定義

　GE を一流企業にしたジャック・ウェルチは「失敗とは発見である」と定義づけました。

　日本のラグビーチームを育てたエディー・ジョーンズ監督は、練習中の失敗に「Good Try」と声を掛けたそうです。新人看護師の失敗に対して私たちなりの前向きな定義づけをしてみると良いですね。

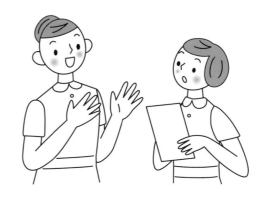

索　引

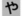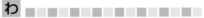

参考文献

■ 第3版　プリセプターシップの理解と実践
　永井則子／著　日本看護協会出版会／刊

■ 改訂版　プリセプターハンドブック
　永井則子／著　ビジネスブレーン／刊

■ 改訂版　新人ナース用学習計画ハンドブック
　永井則子／著　ビジネスブレーン／刊

■「正しいコンピテンシーの使い方 一人が活きる、会社が変わる！」
　ヘイコンサルティンググループ／著　PHP研究所／刊

■「研修効果測定法」研修補助シート
　学校法人産業能率大学　産能マネジメントスクール主催

■「ロジカルシンキングのノウハウ・ドゥハウ」
　HRインスティテュート／著　野口吉昭／編　PHP研究所／刊

■（株）コーチ・トゥエンティワン　コーチ・トレーニング・プログラム　テキスト

■（株）コーチ・トゥエンティワン　コーチング・スタンダード

■（株）コーチ・トゥエンティワン　コーチングビル　KIT

■ 図解　コーチング・マネジメント
　伊藤守／著　ディスカヴァー・トゥエンティワン／刊

■ コーチングマニュアル
　S. ソープ＆J. クリフォード／著　桜田直美／訳　コーチ・トゥエンティワン／監修　ディスカヴァー・トゥエンティワン／刊

■ EQ こころの知能指数
　ダニエル・ゴールマン／著　土屋京子／訳　講談社／刊

■ アージリス研究—行動科学による組織原論
　大友立也／著　ダイヤモンド社／刊

■ 最新：目標による管理—その考え方進め方
　幸田一男／著　産業能率大学出版部／刊

■ コンピテンシー戦略の導入と実践
　遠藤仁／著　かんき出版／刊

■ キャリア・コンピテンシー・マネジメント
　原井新介／著　日本経団連出版／刊

■ コーチングのリーダーシップ論
　Harvard Business Review. 2001.　ダイヤモンド社／刊

■ ナレッジマネジメント
　Harvard Business Review. 2001.　ダイヤモンド社／刊

■ 動機付ける力
　Harvard Business Review. 2001.　ダイヤモンド社／刊

■ クリティカル・シンキング
　リチャード・ポール、リンダ・エルダー／著　村田美子、巽由佳子／訳　東洋経済新報社／刊

■ 特集　話す技術　書く技術
　パート4「読み手を論理的に説得するロジカル・ライティング」
　照屋華子／著　週刊ダイヤモンド　2006/05/13, 42.

■ 諸国民の富
　アダム・スミス／著　大内兵庫、松川七郎／訳　岩波書店／刊

■ 新訳　現代の経営（上・下）
　P.F. ドラッカー／著　上田惇生／訳　ダイヤモンド社／刊

■ 企業の人間的側面—新訳　統合と自己統制による経営
　D. マグレガー／著　高橋達男／訳　産業能率大学出版部／刊

■ 組織行動の原理・新装版
　メアリ・P. フォレット／著　米田清貴、三戸公／訳　未来社／刊

■ OJTの実際
　寺沢弘忠／著　日本経済新聞社／刊

■ 組織の心理学
　田尾雅夫／著　有斐閣／刊

■ "ひと" の視点からみた人事管理
　小野公一／著　白桃書房／刊

■ 大学生の就職と採用
　永野仁／編著　中央経済社／刊

■ 幸せがずっと続く12の行動習慣
　ソニア・リュボミアスキー／著　渡辺誠／監　金井真弓／翻訳　日本実業出版社／刊

■ 経験からの学習—プロフェッショナルへの成長プロセス
　松尾睦／著　同文舘出版／刊

■ マネジメント［エッセンシャル版］—基本と原則
　P.F. ドラッカー／著　上田惇生／翻訳　ダイヤモンド社／刊

■ TWIトレーナー執務必携
　厚生労働省職業能力開発局／著　雇用問題研究会／刊

■ 新人看護職員研修ガイドライン改訂版
　厚生労働省HP
　http://www.mhlw.go.jp/stf/shingi/0000037502.html

■ 強み発見活用ツール Realise2
　ポジティブイノベーションセンター
　http://positiveinnovation.org/realise2/index.html

■ リフレクション—自分とチームの成長を加速させる内省の技術
　熊平美香／著　ディスカヴァー・トゥエンティワン／刊

■ 心理的安全性のつくりかた
　石井遼介／著　日本能率協会マネジメントセンター／刊

■ ブレンディッド・ラーニング—新リモート時代の人材育成学
　小仁聡／著　フローラル出版／刊

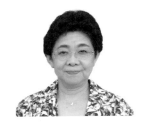

プロフィール

永井 則子 ながい のりこ

有限会社　ビジネスブレーン代表取締役
財団法人　生涯学習開発財団認定コーチ
Realise2 プラクティショナー認定
薬剤師

1956 年栃木県生まれ、1980 年東京薬科大学衛生薬学科を卒業後、1980 年東京急行電鉄株式会社入社、東急病院薬局に勤務する。調剤や製剤などの業務の傍ら、実習生指導・新人教育や調剤システムの改善、エラー防止に取り組む。窓口服薬指導をはじめ応対サービスの向上に関しては病院全体をリードする取り組みで実績を上げた。1992 年企業コンサルティング社入社、講師として勤務、人材育成のノウハウを習得する。1994 年独立し、ビジネスブレーンを設立。現在、代表取締役。病院、医薬品卸、製薬企業、調剤薬局から官公庁まで幅広く活動。管理者研修から新人研修までオリジナリティあふれる研修プログラムが好評。パワフルで的確な指導は高く評価されている。著書に『看護補助者とのさらなる協働のための看護職員ワークショップテキスト』（メディカ出版）など。

しん　　　　　　　　どくほん　かいてい　　はん
新プリセプター読本 改訂 3 版
　―パッと見てわかる・社会人基礎力を育てる
　　　　み　　　　　　　　　しゃかいじん き そ りょく　そだ

2010 年 3 月 1 日発行	第 1 版第 1 刷
2010 年 6 月 20 日発行	第 1 版第 2 刷
2013 年 2 月 10 日発行	第 2 版第 1 刷
2021 年 8 月 20 日発行	第 2 版第 9 刷
2023 年 9 月 1 日発行	第 3 版第 1 刷

著　者　永井 則子　ながい のりこ
発行者　長谷川 翔
発行所　株式会社メディカ出版
　　　　〒532-8588
　　　　大阪市淀川区宮原 3－4－30
　　　　ニッセイ新大阪ビル16F
　　　　https://www.medica.co.jp/
編集担当　二畠令子
編集協力　株式会社とみにん
装　　幀　aswe 坂本玲子
組　　版　有限会社メディファーム
イラスト　藤江真紀子/ホンマヨウヘイ
印刷・製本　日経印刷株式会社

© Noriko NAGAI, 2023

ISBN978-4-8404-8142-7　　　　　　　　　　Printed and bound in Japan

当社出版物に関する各種お問い合わせ先（受付時間：平日 9：00 ～ 17：00）
●編集内容については、編集局 06-6398-5048
●ご注文・不良品（乱丁・落丁）については、お客様センター 0120-276-115